담장 너머 치매

치매 재미있게 읽기

곽용태 지음

오랜 세월 가정폭력은 남들은 끼어들 수 없는
가정사로 치부해왔습니다.
그러나 가정폭력을 더이상 각 가정의 일로만
치부할 수 없다는 공감대가 형성되고 있습니다.
치매도 마찬가지입니다
우리나라는 65세 이상 인구 10명 중 1명 꼴로 치매를 앓고 있습니다.
치매가 발병하기 전 경도인지장애 환자는 167만 명,
그 가족까지 포함하면 약 350만 명이 고통받고 있습니다.
그럼에도 불구, 그동안 치매는 쉬쉬하기 바빴고
그러는 동안 무수히 많은 치매 증상에 대한
논의와 연구는 지연될 수밖에 없었습니다.
이제 치매는 담장 안 각 가정사가 아니라
공유하고 끄집어 내야 할 때 입니다.
그럼 불가능할 것 같은 치매정복에 한 발짝 더 나아갈 수 있지 않을까요?
치매 정복의 그날까지 디멘시아북스가 함께 하겠습니다.

최신 치매 논문 내 마음대로 읽어 보기

담장에 올라 이웃집 여성을 훔쳐본 40대 남성이 1심 재판에서 무죄를 선고받았습니다(중략)……… A씨는 건물 옆에 세워진 담장에 올라 B씨의 집안을 훔쳐본 것으로 조사됐습니다. 검찰은 담장도 집의 일부이므로 담장에 오른 행위는 주거침입에 해당한다고 보고 A씨를 재판에 넘겼습니다(중략)….. 조 판사는 "A씨가 올라선 구조물은 그 높이가 50㎝ 정도에 불과해 이웃 건물과의 경계를 표시하는 구조물로만 인식될 여지가 상당히 크다"며 "또 높이와 형태 등에 비춰 일반인의 통행을 차단하기 위한 물적 설비로 인식하기 어렵다"고 설명했습니다.

-머니투데이 2020년 2월 13일-

2005년 11월 22일 MBC의 시사프로 PD수첩은 "황우석 신화의 난자 의혹"이라는 방송을 하였습니다. 얼핏 단순할 것 같았던 이 한 편의 시사 프로그램이 엄청난 사회적 논란을 일으키고 이 프로그램을 방영하였던 방송사나 PD는 전 국민의 질타를 받아야만 하였습니다. 당시 대한민국에서는 모든 병을 고쳐 줄 것만 같은, 신의 영역을 개척하는 황우석 박사는 신성불가침의 존재였습니다. 단순한 이의를 제기하는 것조차 힘든 것이 당시 사회적 분위기였지요. 이렇듯 일방적으로 MBC PD수첩만 몰락하고 끝날 뻔 했던 사태가 반전을 맞이하게 됩니다. 모두들 잠든 2005년 12월 5일 새벽에 anonymous라는 닉네임을 사용하는 유저가 BRIC(포항공대 생물학 정보 센터) 게시판에 논문에 실린 몇몇 사진이 조작되었다고 주장하는 글을 쓰면서부터 입니다. 의도한 것인지 아닌지는 몰라도 이 유저가 쓴 글은 비문이 여럿 섞여 있어 조악한 데다 전형적인 아재 문체였습니다. 하지만 이 글을 한 줄로 요약하면 "논문을 무료로 볼 수 없어 아쉬운 대로 부록만 봤는데, 똑같은 사진이 몇 개 포함되어 있었다"는 것이었습니다.

2020년 4월 28일 '아이 울음소리보다 더 잦은 곡 소리'라는 기사가 중앙일보에 실렸습니다. 출산율 저하로 인한 인구 감소가 주된 내용이지만, 고령인구의 증가 역시 큰 몫을 하고 있음을 이야기하고 있습니다. 맞습니다. 대한민국은 출산율은 줄고 노인인구는 늘어나고 있는 내릴 수 없는 롤러코스터를 타고 만 것 입니다. 노인인구의 증가는 우리 사회의 모든 면을 덮치고 있는 쓰나미 같은 존재입니다. 이미 개인적 수준에서 노령화와 연관된 치매를 누구나 직간접적으로 경험하고 있습니다. 어떻게 하든 해결책을 찾아보려고 국가, 사회, 그리고 연구자들이 필사적으로 노력하고 있지요. 하지만 우리가 쉽게 간과하고 있는 것은 치매가 의학적, 복지정책적, 사회적인 아주 복잡한 문제일 뿐 아니라 각 개인들의 실존적이고 경험적인 문제가 되었다는 것입니다.

위에서 예를 들었던 황우석의 논문은 한 명이 보고 판단하기에는 너무 전문적이며, 방대하고 분량이 많았습니다. 하지만 '황우석의 논문'이라는 접근하기 쉽지 않고 높은 위치에 있는 지식 수준을 그보다 낮은 지식 수준을 가졌지만 자발적이고 협력적인 다수가 문제점을 제시하고 이를 통해 자정을 하였습니다. 즉 그의 논문이 생명공학 관련 석·박사·연구원들의 커뮤니티 사이트에 올라간 이후 여러 사람들이 같이 살피다가 무언가 이상한 점을 발견하였습니다. 이를 여러 사람들이 의견을 교환하면서 조작 가능성을 포착한 것 입니다. 이 과정은 중요한 것을 시사합니다. 그의 사이언스 게재 논문이 조작됐다는 걸 발견하는 과정에서 집단지성의 개념을 도출할 수 있다는 점입니다.

많은 의학자들이 치매를 해결하기 위하여 필사적으로 논문을 쓰고 발표하며 이를 많은 동료 학자들과 공유하며 피드백을 받지요. 하지만 이런 논문을 통하여 실질적으로 혜택을 받아야하는 일반인들, 특히 치매 보호자에게는 같이 참여하거나 이해할 수도 없는 높은 담장 너머의 일입니다. 까치발을 최대한 들어도 담장 안에서 벌어지는 일들에 대해서는 전혀 알 수가 없지요. 하지만 의자를 하나 가지고 와서 살짝이라도 담장 너머를 볼 수 있다면 이것은 매우 재미있는 일이 될 수 있습니다. 담장 너머 그 집의 정원을 구경할 수도 있고, 운이 좋으면 구석에서 샤워하는 마님도 훔쳐볼 수도 있겠지요. 처음에는 담장 안에 있는 사람이 매우 불편하겠지만 이를 통하여 정원을 더 잘 손질할 수도 있고 마님은 집 안에서 샤워를 할 수도 있겠지요(물론 농담입니다). 즉 치매 분야의 중요한 최신 연구도 일반인들이 좀 더 가깝게 다가갈 수 있도록 의자를 놓아 준다면 치매 분야도 좀 더 집단지성의 도움을 받을 수 있지 않을까요.

최근 2-4주 사이에 발표되는 최신 치매 관련 논문 중 신뢰성이 있고 시사성이 있는 논문 한편을 제 마음대로 골라서 읽고 해석해 보려고 합니다. 맨 앞에 박스로 제목, 지은이, 결론, 논문명을 간단히 기술하겠습니다. 한글 제목은 알기 쉽게 의역을 하였습니다. 박스 안에 결론은 논문에 있는 그대로 요약한 사실입니다. 하지만 그 이외의 박스 아래에 쓰여지는 이야기는 저의 주관적인 해석입니다.

제가 고른 논문은 신뢰성이 있지만 제가 쓴 글에는 한 두 줄 이외에는 객관적이지 않은 저만의 이야기일 수도 있습니다.

하지만 치매에 관심이 있는 일반인이 담장 넘어 보는 것이 저의 목표이기 때문에 의자를 어느 방향으로 두어야 하느냐 고민하기보다는 얼마나 쉽고 편하게 이 역할을 할 수 있느냐에 포커스를 맞춰 진행해 보겠습니다.

자, 그러면 좋은 구경을 할 수 있는 집을 찾아 가겠습니다. 구경 후에는 품평도 부탁 드리겠습니다.

2020년 5월 코로나가 창궐하는 어느 날 진료실에서……

목차

목차

제1장. 귀농 간 부부가 싸우는 이유

제1장. 귀농 간 부부가 싸우는 이유

제목: 도시 녹지가 치매와 뇌졸중 위험에 미치는 영향
(Urban green space and the risks of dementia and stroke)1)

저자: Lauren A. Paula, Perry Hystadb, Richard T. et al

결론: 녹지에 해당하는 사람의 치매 위험비(hazard ratio)는 0.97(95% CI: 0.96-0.98)이고 뇌졸중의 위험비는 0.96(0.95-0.98)이다. 이 논문은 이 둘 사이의 관계에 대한 첫번째 인구기반 코호트 (population-based cohort study)이다.

논문명: Environmental Research 2020

첫 논문은 쉽고 흥미로운 주제로 시작하겠습니다. 우선 이 논문에서 나오는 위험비(Hazard ratio) 이야기를 해보겠습니다.

환자 : 선생님 담배를 피우면 얼마나 빨리 치매가 생기나요.
의사 : 최근 연구에 담배가 치매에 대한 위험비가 1.33이란 보고가 있습니다.[2)] 즉 담배를 안 핀 사람보다 담배 핀 사람이 33% 빨리 치매가 생길 수 있다는 것이지요.

의사의 말은 맞을까요? 틀릴까요? 결론적으로 틀렸습니다. 흔히 진료실에서 벌어지는 대화에서 의사조차 위험비라는 개념을 혼동할 수 있습니다. 위험비는 실험군의 위험률을 대조군의 위험률로 나눈 값입니다. 쉽게 말하면 어떤 행위를 한 사람이 안 한 사람에 비해서 이 행위로 인한 위험율이 어떤 차이가 있느냐는 것이지요. 치매로 예를 들면 어떤 행동(예를 들어 흡연함)을 하였을 때 위험비가 1.33이라면 이 행위를 한 사람이 앞으로 계속 치매가 생길 확률이 이 행위(예를 들어 흡연을 안 함)를 안 한 사람보다 1.33배라고 생각하면 됩니다.

위의 대화에서는 환자가 의사에게 알고 싶어 물어본 것은 담배를 피웠을 때 담배를 안 필 사람에 비하여 얼마나 빨리('얼마나 많이'가 아닌!) 치매가 생기냐는 것이지요. 여기에서 의사는 위험비 1.33을 근거로 환자가 어떤 잘못된 행동을 하면 나쁜 결과가 33% 빨리 좋아지거나 나빠진다고 설명하고 있는 것입니다.

위험비에는 시간의 개념은 없습니다. 즉 '빨리'의 개념은 없는데 가끔 의사들도 이 개념을 혼동합니다. 위험비는 단지 특정 시간에서 어떤 일이 벌어질 확률이 그 정도 차이라는 것입니다. 2~3일 정도면 회복되는(자연경과) 가벼운 감기의 위험비가 2로 2배 효과가 있다고 하는 치료제를 사용한다고 해서 50% 빨리 치료가 되는 것이 아닙니다. 그래서 이것을 알고 싶으면 다른 보조 자료를 사용해야 합니다. 그리고 이 위험비는 시간에 따라 일정하게 그 위험성이 유지된다는 전제 조건이 있어야 합니다. 사실은 엄밀하게 말하면 현실 세상에서 이런 일은 존재하지는 않지만 그 개념이 아주 단순하고 이해하기 쉬워 많이 사용하고 있습니다.

두 번째는 "코호트 연구"라는 말을 해석해 보겠습니다. 코호트 연구는 어느 시점에서 특정 요인에 노출된 집단과 노출되지 않은 집단을 추적하고 연구하는 방법을 말합니다. 즉 이 연구는 100만 명 이상을 2001년부터 기획하고 계속 찾아다니며 데이터를 모아서 논문을 낸 것입니다. 이렇게 어렵게 많은 데이터를 모으는 것은 이래야 결과가 신뢰성을 가질 수 있기 때문입니다. 그리고 첫 번째라는 말을 자랑스럽게 써 놓습니다. 즉 많은 돈과 참신한 아이디어로 만들어진 결과물이라는 해석을 할 수 있게 합니다. 결과가 어찌 됐든 좋은 논문에 실릴 수가 있는 조건을 갖춘 것입니다.

사람들은 본능적으로 녹지를 찾습니다. 우리가 왜 푸른 나무나 잔디를 찾는지 잘 모릅니다. 하지만 이 연구는 녹지가 노인의 대표적인 질환인 치매와 뇌졸중의 위험을 줄여주는 것을 보여줍니다. 그런데 이 연구가 저에게 새로운 것은 논문의 결과가 아니라 이 논

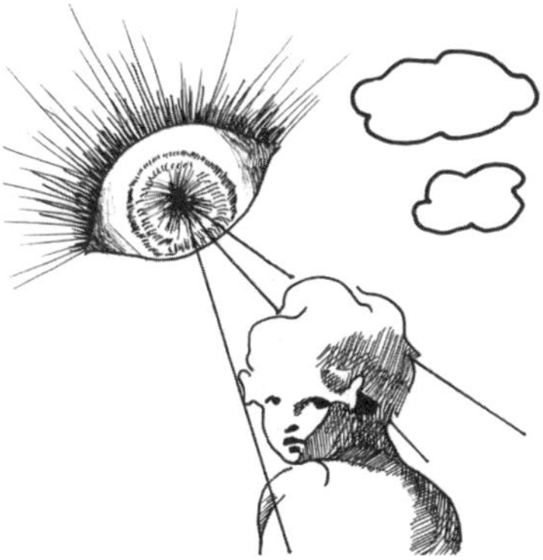

문에서 사용한 방법입니다. 과거에 이런 논문을 쓰려면 연구 대상자 모두에게 설문지를 주어 이들이 얼마나 나무나 잔디와 같은 녹지 근처에서 사는지를 조사하고 이를 검증해야 합니다. 다시 이들을 10년 이상 추적하면서 어떤 병이 생기는지를 일일이 확인해야 했습니다. 다시 말하면 이런 연구를 진행하려면 많은 시간과 돈을 써야만 했습니다. 거의 불가능에 가까운 일이지요.

하지만 이제는 아무도 저에게 물어보지 않아도 제가 있는 곳을 알고 제가 앞으로 어떤 병에 걸릴지를 안다는 것이지요. 무엇을 통해서? 바로 하늘에 떠 있는 인공위성(이 연구에서는 NASA의 aqua satellite를 이용했습니다)과 보험제도를 통해서 입니다. 제 의사와 관계없이 내가 어디에 사는지 그리고 그것이 내 수명이나 병에 어떤 영향을 주는 것인지를 아는 것입니다. 극단적으로는 나를 항상 지켜보는 터미네이터라는 영화의 Skynet이 연상됩니다. 중국에는 인공위성 뿐 아니라 수많은 CCTV와 안면인식시스템을 이용하여 14억 인구의 방대한 데이터 자료를 수집한다고 합니다. 이 시스템을 천망(天罔)이라고 하는데 재미있는 것은 이 천망을 영어로 번역하면 무엇이겠습니까? Skynet입니다. 나는 모르는데 나를 속속히 아는 누군가가 있는 것입니다. 생각하면 무시무시하기는 한데 중국인민은 이 천망 덕분에 범죄율이 떨어져서 좋다고 합니다.

결론적으로, 논문에 의하면 도시 사람 중 녹지 근처에서 산 사람이 그렇지 못한 사람보다 치매 걸릴 확률이 3% 적어진다는 것 입니다. 이 수치가 통계적 의미는 있지만 그 숫자가 큰 것인지 작은 것인지를 판가름 하기에는 쉽지 않은 것이 현실입니다.

사족. 도시에서 열심히 일하던 남자들이 나이가 들면 귀농을 하고 싶어하는 경우가 많습니다. 종종 남편이 우겨서 부인이 마지못해서 같이 가지만 부인은 매번 불만을 토로합니다. 그러면 남편은 녹지 근처에서 살면 3-4% 치매나 뇌졸중에 안 걸린다고 우깁니다. 그러면 왜 부인은 그렇게 도시로 돌아가고 싶어할까요? 재미있게도 다른 논문에서는 녹지가 사람의 사망률을 낮추지만 그 효과는 남자에게 월등하고 여자에게는 효과가 적다고 합니다.[3] “니 오래 살려고 나 고생시키냐….” 어부인께서 말씀하시는 것은 다 이유가 있어 보입니다.

참고 문헌

1. Urban green space and the risks of dementia and stroke. Paul LA, Hystad P, Burnett RT, Kwong JC, Crouse DL, van Donkelaar A, Tu K, Lavigne E, Copes R, Martin RV, Chen H. Environ Res. 2020 Apr 17;186:109520. doi: 10.1016/j.envres.2020.109520. Online ahead of print

2. Relationship of Cigarette Smoking and Time of Quitting with Incident Dementia and Cognitive Decline. Deal JA, Power MC, Palta P, Alonso A, Schneider ALC, Perryman K, Bandeen-Roche K, Sharrett AR. J Am Geriatr Soc. 2020 Feb;68(2):337-345

3. Urban Greenness and Mortality in Canada's Largest Cities: A National Cohort Study. Lancet Planet Health . 2017 Oct;1(7):e289-e297

제2장. 블랙수면방, 블랙박스, 블랙박스 경고

제2장. 블랙수면방, 블랙박스, 블랙박스 경고

제목: 치매 노인의 항정신병 약물 사용에 대한 미국 식품 의약국 블랙박스 경고와 이들 환자의 건강상태와 연관성(Association of the US Food and Drug Administration Antipsychotic Drug Boxed Warning With Medication Use and Health Outcomes in Elderly Patients With Dementia)1)

저자: Rubino A, Sanon M, Ganz ML, et al.

결론: 2005년 미국 식품 의약국에서 나이든 치매 환자에게 항정신병 약물 사용에 대해서 박스 경고를 하였는데 이후 예기치 못했던 몇몇의 부정적인 결과가 나왔다.

논문명: JAMA Netw Open. 2020 년 4월 1;3(4):e203630.

[코로나19] 이태원클럽→'블랙수면방'…강남구 방역 초비상

서울 이태원 클럽을 방문한 신종 코로나 바이러스 감염증(코로나19) 확진자가 강남 소재 블랙수면방을 다녀간 것으로 알려져 강남구 방역에도 비상이 걸렸다. 10일 강남구청에 따르면 경기 안양시와 양평군 확진자는 지난 4일 오전 0시 30분부터 5일 오전 8시 30분까지 서울 신논현역 근처 사우나인 블랙수면방을 방문했다. 블랙수면방은 '찜방' 등으로 불리

며 남성 동성애자들이 익명의 상대방과 성행위를 갖는 공간으로 알려졌다. 방문자들은 주로 현금을 사용하고 영업도 어두운 장소에서 음성적으로 이뤄지기 때문에 사실상 이들에 대한 명단을 확보하기가 쉽지 않다.

-2020년5월 10일 뉴스핌 기사 중-

좀 잠잠해진 것 같았던 코로나 감염 발생이 급격하게 증가하는 것 같습니다. 처음에는 특정 종교시설이 문제가 되었는데 이번에는 클럽이나 성소수자의 특이한 행동 때문에 번지는 것 같습니다. 그런데 뉴스에서 이들이 블랙수면방을 이용하였다고 합니다. 저는 처음 듣는 아주 생소한 이름입니다. 블랙수면방이라는 이름은 실내가 엄청 어두워서 이렇게 지어졌다고 하며 남성 동성애자들의 전용 휴게텔이라고 합니다. 어둡다는 것은 그 안에 어떤 일이 일어나는지 당사자 외에는 아무도 모른다는 것입니다. 실지로 점주는 입장료만 받을 뿐 안에서 무슨 일이 있어도 방관한다고 합니다. 제 3자가 블랙수면방에서 무슨 일이 있는지를 추측 할 수 있는 것은 동성애자의 들어갈 때와 나올 때의 표정일 것입니다. 표정을 통해 좋은 일이 있었는지 나쁜 일이 있었는지를 가름해 볼 수 있는 것이지요.

과학, 컴퓨터학, 공학 등에서 블랙은 보통 블랙박스나 블랙시스템 등에 사용됩니다. 이것은 입력값과 출력값만 알지 왜 이렇게 되는 지는 전혀 모르는(알려고도 하지 않는) 장치나 시스템을 이야기합니다. 인문과학에서도 광범위하게 사용되어지는 개념입니다. 예를 들어 행동주의 심리학에서는 인간의 마음을 블랙박스라고 생각합니다. 인식하고 파악하기 어려운 구조이기 때문에 인간의 마음 자체를 이해하려고 하기보다는 객관적이고 계량화가 가능한 자극(입력값)과 반응(출력값)만을 연구하는 것이지요. 어떻게 보면 과정은 생략된 채로 본질에 바로 다가서는 아주 실용적인 접근법입니다. 즉, 블랙의 의미는 과정을 모른다(알 필요가 없다), 혹은 불투명하다는 것입니다.

그런데 약에도 블랙박스가 있습니다. 물론 거기에는 한마디 말이 덧붙습니다. 블랙박스 경고(black box warning)입니다. 이것은 미국 식품의약국(FDA)에서 일반인이나 의료 종사자가 약이나 의료기계를 사용할 때 심각한 위험성을 초래할 가능성이 있는 제품에 써 놓은 경고문입니다. 원래는 제조사마다 각 약의 일반 설명서에 통상적으로 부작용을 써 왔습니다. 1970년대부터는 FDA가 특정 약물의 부작용이 심각하고 중요하다고 판단하면 의무적으로 이 제약회사에게 약 봉투나 설명서의 가장 잘 보이는 곳에 가장 크게 검은색으로 박스를 치고 경고문을 쓰게 하였습니다. 그래서 블랙박스 경고라고 합니다. FDA가 소비자를 보호하기 위해서 보내는 가장 큰 경고 조치입니다. 하지만 이 경고는 일반인만 보기 위해서 하는 것이 아닙니다. 약을 처방하는 의사, 조제하는 약사 역시 이 경고에 귀를 기울이고 조심하라는 것이지요. 그런데 실질적인 의료 현장에서는 엉뚱하게 의료진이 일반인보다도 다양한 이유로 이것을 지키지 않는 경우도 종종 있습니다.[2)]

치매 환자의 대부분은 병의 진행과정 중에 다양한 신경정신병 증상(neuropsychiatric symptoms)이 나타납니다. 이 중에 대표적인 것이 망상이나, 공격성, 조증 등의 양성 증상입니다. 이 증상들은 굉장히 심각한 경우가 많아서 환자 자신 뿐 아니라 가족들에게 많은 고통과 위험을 줍니다. 증상이 심각해지면 항정신병 약물이라는 약이 유용하게 사용될 수 있지만 이 약들은 다양한 부작용이 동반됩니다. 상당수의 환자에서는 추체외로 증상이라는 손발이 떨리고 몸이 굳는 신경계 부작용이 나타납니다. 특히 뇌의 복합병변이 많은 노인 치매 환자에서는 젊은 정신과 환자보다도 부작용이 훨씬 많이 나타납니다.

1990년 대부터 효과는 좋아졌으나 획기적으로 신경계 부작용을 줄여줄 수 있다고 하는 비전형성 항정신병 약물이 개발됩니다. 우리는 새로운 비전형성 항정신병 약물에 대해서 열광하였습니다. 저도 환자에게 매우 많이 사용하였습니다. 과거 전형적인 항정신병 약에 비하여 효과가 더 좋고 부작용이 더 적은 것 같다고 생각하였습니다.

하지만 2002년 이후 비전형성 항정신병 약물을 사용하였던 환자에서 사망, 뇌졸중, 심혈관계 질환과 같이 치명적인 부작용에 대한 연구가 쏟아지게 됩니다. 급기야 미국 FDA 에서는 2005년부터 이들 약에 대해서 블랙박스 경고를 하게 됩니다.

저는 혼란에 빠지기 시작하였습니다. 지금까지 잘 써왔는데, 이제 와서 다른 약으로 바꾸면 조절이 잘 안 될 것 같은데, 위험한 약을 어떻게 사용해야 할지, 환자의 보호자에게는 어떤 설명을 해야 할지, 등등…. 이후 어렵지만 환자에게 부작용이 덜하고 안전하게 사용할 수 있는 다른 여러 방법을 사용하려고 노력해왔습니다.

그러다가 최근 며칠 전에 이 논문과 마주쳤습니다. 이 논문은 2005년 미국 FDA가 모든 비전형 항정신병 약물에 블랙박스 경고를 한 이후 어떤 일이 벌어졌는지에 대한 연구입니다. 이 논문은 population-level interrupted time-series analysis(ITSA)라는 통계 방법을 사용하였습니다. ITSA는 어떤 특정 시점, 예를 들어 법률제정이나 획기적인 치료법 개발 등이 생긴 후 시간이 오래 지나고 나서 어떤 일이 벌어졌는지를 알아보는 통계 기법입니다.

이 논문에서는 비전형성 항정신병 약물이 FDA 블랙박스 경고를 받은 2005년 시점 후 10년 정도 지나서 과연 환자들의 건강 지표가 어떻게 변화하였는지(진짜 좋아졌는지)를 보려고 하는 연구라고 생각하면 되겠습니다. 즉 논문은 뇌졸중과 낙상의 위험성은 감소된 반면, 마약 및 항전간제(항간질제), 심혈관 질환, 2년 사망 위험률은 증가했다는 것을 보여줍니다.

결론은 좋아진 것도 있고 나빠진 것도 있다는 것 입니다. 왜 이런 결과가 나왔는지 모릅니다. 그러면 이전에 항정신병 약물을 사용하면 대부분의 건강지표가 위험해진다는 연구가 맞는지 아니면 이 연구가 맞는지도 잘 모르겠습니다. 하지만 한 가지 분명한 것은 실험실적인 조건(예를 들어 무작위 코호트 연구와 같은)과 실제 세상(real world)은 다를 수 있다는 것입니다.

정부에서 집값을 잡겠다고 근본적인 대책을 세우지 않은 상태에서 많은 규제를 만들면 풍선효과로 돈은 곳곳으로 돌아다니며 다른 집값을 교란합니다. 즉 돈이 돌아다니지 못하게 모든 거래를 허가제로 하지 않는 한 실제 세상은 실험실 조건처럼 움직이지 않는 다는 것 입니다.

마찬가지로 행동장애가 너무 고통스러운 환자나 가족에게 쉽게 증상을 완화할 수 있는 약을 온갖 무서운 말로 경고하면 뚜렷한 대안이나 치료제가 없는 의사들은 이들 요구에 맞추어서 다른 방법을 찾아야 합니다. 이 논문에 따르면 2005년 이후 노인 치매환자의 처방에서 항전간제나 마약 사용이 증가하였다고 합니다. 이는 아마도 비전형성 항정신병 약물의 대체제로서 사용되었을 가능성이 있습니다. 그 결과 항정신병 약물이 아닌 다른 약물의 사용이 증가되었고, 이것이 전체적인 환자의 부작용이나 삶의 질에 영향을 줄 수도 있었을 것입니다. 이상과 현실이 다른 것이지요.

예를 한가지 더 들면 2003년부터 2004년 사이 우울증 약물인 항우울제가 자살 충동을 일으키는 경향이 있어서 FDA에서는 항우울제에 대해서 대대적인 블랙박스 경고를 시행하였습니다. 이후 항우울제 사용량이 급격히 감소하였습니다. 문제는 꼭 항우울제 약물을 복용해야 하는 우울증 환자조차도 항우울제를 기피하는 경향이 생겼고, 그 결과 역설적으로 우울증에 의한 자살 시도의 증가로 이어졌습니다. [3)]

지난 20년동안 제가 환자나 동료 의사들에게 항정신병 약물 사용을 줄이거나, 바꾸라고 하였던 것이 허무하게 느껴지는 논문입니다. 가장 잘 된 연구에 의해서 확실하다고 써 놓은 경고도 시간이 지나고 나서 보니 모호해진 경우이지요. 결국 제가 이 논문을 통해서 느끼는 것은 블랙박스 경고의 블랙의 의미는 굉장히 중요한 정보라는 의미도 있지만 우리가 세상을 모른다는 의미의 블랙이 아닐까 생각합니다. 블랙수면방, 블랙박스시스템, 블랙박스 경고 이 모든 것이 검기 때문에 바로 눈에 띄는 것 같지만 깜깜해서 아무것도 보이지 않는 것, 바로 이것이 삶의 현실인 것 같습니다.

논문의 결론은, '20년 동안 속았다. 세상 믿을 놈 없다'는 것 입니다.

사족. 예전에 한 노교수님이 있었습니다. 그 교수님은 우리가 보기에는 매우 고루한 치료만 하는 것 같은데 명의라고 소문이 나서 환자가 항상 줄을 서고 대기하곤 했습니다. 반면 최신 교육을 받고 패기 만만한 저에게는 환자도 없고 치료 결과도 신통치 않았습니다. 이때는 의약 분업 전이라서 이 교수님이 어떤 약을 사용하는지 알 수도 없었습니다. 또 교수님이 약국에 절대 본인의 처방전이나 약을 공개하지 말라고 엄명하셔서 무슨 약을 쓰는지 알 수가 없었습니다. 매우 궁금하였습니다. 밤에 당직 서면서 몰래 약국에 들어가 선생님의 처방 장부를 보고 비밀을 알았습니다. 저랑 똑같은, 아니 더 옛날 약을 쓰고 있었습니다. 그런데 왜 이렇게 치료 결과가 차이가 날까요? 저는 병을 치료하였고, 이 선생님은 환자를, 즉 좀 더 환자의 이야기를 많이 듣고 공감하는 진짜 세상을 치료하여서 그랬던 것 아닐까 생각됩니다.

참고 문헌

1. Association of the US Food and Drug Administration Antipsychotic Drug Boxed Warning With Medication Use and Health Outcomes in Elderly Patients With Dementia. Rubino A, Sanon M, Ganz ML, et al. AMA Netw Open. 2020 Apr 1;3(4):e203630

2. FDA drug prescribing warnings: is the black box half empty or half full? Wagner AK, Chan KA, Dashevsky I, et al. Pharmacoepidemiol Drug Saf. 2006 Jun;15(6):369-86. doi: 10.1002/pds.1193.

3. Changes in antidepressant use by young people and suicidal behavior after FDA warnings and media coverage: quasi-experimental study. Lu CY, Zhang F, Lakoma MD, et al. BMJ. 2014 Jun 18;348:g3596.

제3장. 죽은 자(뇌)는 말이 없다?

제3장. 죽은 자(뇌)는 말이 없다?

제목: 임상적 알츠하이머병 진단과 사후 부검 신경병리소견의 일치정도
(Concordance of Clinical Alzheimer Diagnosis and Neuropathological Features at Autopsy)[1)]

저자: Gauthreaux K, Bonnett TA, Besser LM, et al.

결론: 임상적 알츠하이머병 진단과 신경병리 소견이 상당 부분 일치하지 않기 때문에 임상진단을 보조할 수 있는 생체표지자(biomarker)를 개발해야 한다.

논문명: J Neuropathol Exp Neurol. 2020년 May 1;79(5):465-473

1955년 4월 12일 아인슈타인은 대동맥류(aortic aneurysm)로 인한 심한 복부 통증으로 프린스턴 병원에 입원하였고 5일 뒤인 4월 18일 새벽 1시15분에 숨을 거두었습니다. 7시간이 지난 뒤 아인슈타인의 시신은 차가운 철제 테이블 위에 놓였습니다. 화장(火葬) 전에 사인(死因)을 밝히기 위한 통상적인 부검을 하기 위해서 였습니다. 부검은 당직 중이던 병리학 의사 하비에 의해 진행되었습니다. 그는 유족의 동의도 없이 통상적인 부검 후에도 멈추지 않고 아인슈타인의 두개골에 전기톱을 댑니다. 순식간에 상대성 이론, E=MC2,

광전 효과 등의 뛰어난 과학적 성과를 냈던 아인슈타인의 뇌가 꺼내어지고 바로 저울 위에 올라 갑니다. 뇌의 무게는 1,200g. 원래 아인슈타인은 조용한 죽음을 원하였습니다. 심지어 그는 조용한 죽음을 위해 사망하게 되면 바로 화장 후 사람들이 알 수 없는 곳에 그 재가 뿌려지기를 원하였습니다. 그는 죽음 이후에도 숭배 받고 주목받기 싫었던 것입니다. 하지만 아인슈타인의 의사와 상관없이 그의 몸에서 뇌와 안구는 사라지고 이들은 기묘하고도 긴 여행을 하게 됩니다.

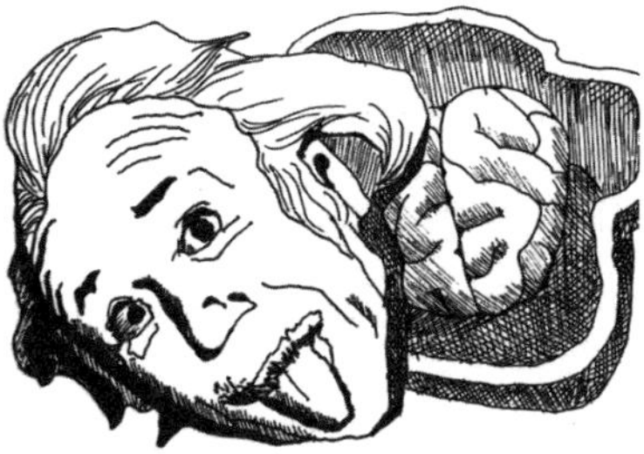

이 뇌를 사적으로 소유하게 된 하비는 천재의 뇌에 집착합니다. 그는 천재의 뇌를 통해서 새로운 것을 밝혀낼 수 있을 것이라고 생각하였습니다. 하지만 그는 뇌신경 병리학자가 아니었습니다. 그가 혼자 직접 할 수 있었던 것은 뇌의 무게를 저울에 잰 것이 유일하였습니다. 물론 아인슈타인 뇌의 무게는 평범하였습니다. 당시 병리학자들도 아인슈타인의 천재성과 뇌의 형태적 연관성에 대해서 시큰둥한 하였습니다. 하지만 하비는 아인슈타인 뇌에 대한 폐쇄적인 소유와 개인적 집착으로 직장에서의 해고, 부인과 이혼 등 평탄치 않은 삶을 살아갑니다. 이렇게 그와 아인슈타인의 뇌는 세상의 기억 속에 잊혀지고 맙니다.

그러던 아인슈타인의 뇌가 세상에 다시 알려진 것은 20년도 더 지나서 아인슈타인의 천재성에 대한 연구를 하려는 사람들이 나타나면서부터 입니다. 하지만 여러 연구에서 아인슈타인의 뇌가 다른 사람과 다르다는 보고가 나왔지만, 과연 그게 그의 천재성을 설명할 정도가 아니라는 반론과 회의 역시 만만치 않았습니다. 아인슈타인의 천재성의 실마리인 뇌를 움켜쥐고 있던 그에게도 노년은 다가 오고 있었습니다.

1997년 84세의 하비에게 마이클 패터니티(Michael Paterniti)라는 젊은 작가가 나타납니다.[2)] 아인슈타인의 뇌에 대한 글을 쓰고 싶어 하던 작가와 오랫동안 보관해 온 아인슈타인의 뇌를 어떻게 처리해야 할지 고민하던 늙은 의사는 아인슈타인의 뇌를 그의 손녀딸인 에블린 아인슈타인에게 돌려주자고 의기투합합니다. 기묘한 조합의 두 남자는 2월 17일 아인슈타인의 뇌가 담긴 플라스틱 용기를 원통형 가방에 담아 자동차에 싣고 11일 동안 미국 대륙을 동에서 서로 횡단하는 6,400km의 여정의 발걸음을 내딛습니다. 그리고 에블린을 만나게 됩니다. 막상 에블린을 만난 하비는 어색함을 감추지 못하고 슬그머니 아인슈타인의 뇌를 그녀의 집에 놓아두고 홀로 급하게 떠납니다. 그로서는 아인슈타인과의 질긴 인연을 정리할 수 있었다고 생각하였는지 모릅니다. 하지만 나중에 아인슈타인의 뇌를 발견한 에블린은 정중히 이것을 하비에게 돌려보냅니다. 이 뇌는 다시 서에서 동으로 횡단하여 하비의 집으로 오게 됩니다.[2)] 결국 이듬해인 1998년 하비는 40년 넘게 갖고 있었던 아인슈타인의 뇌를 과거 근무했던 프린스턴 대학병원에 기증했습니다. 하비는 2007년, 에블린은 2011년 사망하게 됩니다.

이번 연구의 중요한 장점은 뇌의 부검 연구라는 것입니다.

제가 의과 대학을 다닐 때 한달에 한번 임상병리학적회의(clinicopathological conference; CPC)라는 아주 특이한 회의가 있었습니다. 이 회의는 환자의 부검으로 병명을 알고 있는 병리학 교수님이 주관합니다. 병리학 교수님이 제시한 환자의 증례를 학생이 발표하고 반대 편에서는 미리 환자의 증례를 받아서 나름대로의 병명을 진단하고 참석하신 우리 병원의 교수님이나 이쪽 분야에 저명하다고 여겨지는 초청받으신 타 대학교수님이 있습니다. 이 회의에서 중요한 또 다른 참석자는 이를 지켜보는 방청객(의과 대학생이나 조교들) 입니다. 양측간의 진단 과정이나 진단명에 대한 치열한 논쟁이 끝나면 맨 마지막에 병리학 교수님이 의미심장(?)한 미소를 지으면서 환자의 부검 슬라이드를 보여 주며 최종 병명을 이야기합니다. 순간 토론자와 관객들 사이에 탄식이 쏟아지곤 합니다. 전혀 예상하지 못한 의외의 결과가 나오는 경우가 많았기 때문입니다. 예를 들어 학생이 맞고 저명한 교수님이 얼토당토 않게 틀리는 경우 등은 관객을 즐겁게 합니다(물론 망연자실한 교수님들은 제외하고 말입니다). 즉 이 토론의 백미는 계급장 떼고 붙는 데 있습니다. 이미 답을 알고 있으면서 발표자들이 진단명을 가지고 싸우는 것을 보고 즐기는 병리학 교수님이 이 회의에서의 왕인 것이지요.

한정된 정보만 가지고 환자를 볼 수밖에 없는 임상의사는 오진할 수밖에 없는 운명을 가졌습니다. 의학 자체가 그런 것이지요. 그런데 이 운명 자체가 무서운 것이 아니고 계속 우리는 오진을 피할 수 없다는 것을 인식하는 것이 불안한 것이지요. 그래서 의사들은 지금 운명을 바꿀 수 없어도 다음에 오는 다른 운명이 어떤 것 인지를 알고 싶어합니다. 즉 현재 환자는 내가 놓쳤지만(오진을 하였지만, 극단적으로는 사망하였지만) 이 환자의 정답을 알고 싶은 것이지요. 모호한 병명이 많은 치매를 다루는 신경과 의사나 신경병리학자는 이 정답에 목말라 합니다.

신경의학에서의 최종적인 정답은 환자의 뇌를 부검하는 것입니다. 의사들이나 병리학자들은 환자의 뇌를 보고 싶어합니다. 더 나아가서는 이것을 소유하고 싶어하는 사람도 많습니다. 더 많이 배타적으로 이를 소유함으로써 남이 가질 수 없은 더 많은 지식을 얻을 수 있습니다. 의학에서 이런 지식은 환자의 치료에 결정적으로 영향을 줄 수 있기 때문에 집착할 수도 있지요.

아인슈타인은 그 욕망이 불타는 젊은 병리의사의 옆을 지나가다, 본인의 소망과 달리 50년 이상, 아니 지금도 이 세계를 떠돌고 있는 것입니다.

이 논문에서 제가 두 번째 언급하고 싶은 것은 이렇게 구하기 쉽지 않는 뇌의 부검 데이터를 좀더 많이 얻기 위해서 은행을 이용하였다는 것입니다.

과거에는 인간에게 귀하고 가치 있는 것은 방구석에 아무도 모르는 곳에 숨겨두고 항상 도둑맞을까봐 전전긍긍하였습니다. 하지만 현대 사회는 은행이라는 것이 있어서 여기에 맞기면 그런 걱정을 덜게 됩니다. 하지만 은행은 주인 돈을 잘 보관하는 착한 일만 하는 것은 아니지요. 처음에는 주인 몰래, 이후에는 주인과 합의하에 아주 중요한 다른 역할을 합니다. 즉 이 맡아 둔 돈을 다른 사람에게 빌려 줌으로써 또 다른 이익을 창출하는 것이지요. 과거 개인적 혹은 기관별로 소장하고 연구되었던 뇌조직이 뇌은행이라는 제도를 통해서 좀 더 많은 사람에게 접근할 수 있는 길을 열어준 것입니다. 그래서 뇌가 기증되면 은행에 들어가 두부를 자르듯 반으로 잘라서 반쪽은 잘 염색해서 바로 검사하고 나머지 반은 동결시켜 향후 다른 연구나 외부협력에 대응하게 됩니다. 과거보다는 하비처럼 배타적으로 소유하지 않아도 뇌부검 조직에 접근이 용이해진 것이지요(물론 아직도 쉽지 않습니다만).

결론적으로 이 논문은 2,000명 이상의 치매 환자의 부검 결과와 생전에 진단명을 비교한 논문입니다. 이 논문은 임상의사의 치매의 최종 진단이 얼마나 틀릴 수 있는지를 보여 줍니다. 뿐만 아니라 알츠하이머병이라고 생각하였는데 아닌 경우, 다른 치매로 생각하였는데 알츠하이머병이 나온 경우 등이 어떤 임상적 특징을 보이는 지도 알려 줍니다.

하지만 이런 저런 것을 다해도 진단이 틀릴 수 있으므로 저자는 임상적으로만 진단하지 말고 이를 보조할 수 있는 생체표지자

(biomarker)를 같이 사용할 것을 권유합니다. 하지만 일반 임상에서는 아직까지 그렇게 쉽게 적용할 수 있는 신뢰성 높은 생체표지자는 없다는 이야기는 알려주지 않습니다. 죽으나 사나 우리는 유명하다는 의사 선생님의 입만 쳐다볼 수밖에 없습니다. 그게 현실입니다.

사족. 선사시대 이전부터 최근까지지도 식인 풍습이 있었다고 합니다. 왜 이런 금기시 되는 풍습이 지속되어 왔는지는 잘 모릅니다. 여러 인류학적 설명이 있지만 이 중 하나는 남태평양 지역에서의 식인 풍습을 통해서 엿볼 수가 있습니다. 이들은 식인을 통하여 그 사람을 소유하게 되면 먹히는 자의 장점을 획득한다는 주술적인 신앙이 있다고 합니다. 그런데 이런 생각은 진짜 식인이 아닌 다른 형태의 식인으로 여러 사회, 시대에 존재하였습니다.

18세기 유럽에서는 유명한 예술가나 문학가의 심장을 수집하는 것이 유행이었다고 합니다. 이들의 심장을 소유함으로써 예술가나 문학가의 영감을 공유할 수 있다고 생각한 것이지요. 테스로 유명한 영국 소설가 토마스 하디의 경우 사후 부검의가 그의 심장을 따로 보관(혹은 매장)하기 위하여 정성스럽게 분리하였습니다. 하지만 그가 잠깐 한 눈 판 사이에 고양이(혹은 개)가 그 심장을 먹어 버렸다는 웃지 못할 일도 있었습니다. 그럼 그 심장을 먹은 고양이는 예술적 감성을 갖게 되었을까요? 바로 돌아온 부검의가 이 사실을 알고 그 자리에서 고양이를 죽여 남은 심장과 같이 포장하여 하디의 고향에 묻었다고 합니다. 예나 지금이나 지나친 소유욕은 화를 불러오는 것 같습니다.

참고 문헌

1. Concordance of Clinical Alzheimer Diagnosis and Neuropathological Features at Autopsy. Gauthreaux K, Bonnett TA, Besser LM, Brenowitz WD, Teylan M, Mock C, Chen YC, Chan KCG, Keene CD, Zhou XH, Kukull WA. J Neuropathol Exp Neurol. 2020 May 1;79(5):465-473.

2. Paterniti, M., Driving Mr. Albert: A Trip Across America with Einstein's Brain. Random House Publishing Group, 2013.

제4장. 당신의 어머님은 아직 살아 있습니다

제4장. 당신의 어머님은 아직 살아 있습니다

제목: 새로이 개발한 트로이 펩타이드에 의한 아밀로이이드 베타 원섬 유형성 조절(Modulating Aβ Fibrillogenesis with 'Trojan' peptides)[1]

저자: Pandey G, Morla S, Kumar S, Ramakrishnan V.

결론: 실험실에서 아밀로이드 베타형성을 하는 특정 단백질에 트로이 펩타이드를 처치하면 아밀로이드 베타 형성을 억제하고 독성 물질 형성을 감소시킨다. 트로이 펩타이드로 처치한 단백질을 신경모세포종 IMR-32과 인간 신장세포인 HEK-293에 투여한 결과 신경세포 독성이 적었다.

논문명: Neuropeptides. 2020 Jun;81:102030

현대의학에서 병명은 가능한 원인에 의해서 명명됩니다. 예를 들어 설사, 복통 등 장염 증상이 있는데 분변 검사에서 대장균이 발견되면 대장균 장염이고 기침, 가래, 열 등의 폐렴으로 입원하였는데 비말검사에서 신종코로나 바이러스가 발견되면 신종 코로나 폐렴입니다. 병명만 보아도 그 원인을 알 수가 있습니다. 즉 원인을 제거하면 병의 완치를 기대할 수가 있는 것이지요. 만약 병의 정확한 원인을 모르더라도 발병 후에 생기는 치명적인 중요 부작용의 병태생리를 알아서 이를 막을 수 있다면 이 또한 의미 있는 치료가 됩니다. 예를 들어 당뇨병의 원인은 아직도 몰라도 부작용에 의한 실명은 최근 효과적으로 조절할 수 있어서 삶의 질을 획기적으로 높일 수가 있습니다. 불행하게도 알츠하이머병의 원인은 아직도 모릅니다. 하지만 여러 연구를 통해서 이 병의 병태생리에 대해서는 많이 알게 되었습니다.

그 중 가장 중요한 가설은 독성 베타아밀로이드 단백질이 뇌에 쌓이는 것이 알츠하이머병과 연관되어 있다는 것입니다. 만약에 이 독성 단백질의 뇌내 침착을 막을 수 있다면 병의 완치는 아니더라도 알츠하이머병의 자연경과를 크게 바꿀 수가 있을 것 입니다. 그런데 독성 베타아밀로이드 단백질은 매우 견고하게 결합되어 있습니다.

저자들은 첫번째로 베타아밀로이드 단백질에 우회 침투하여 이를 결합하지 못하게 할 수 있는 단백질(펩타이드)을 만듭니다. 저자들은 이를 트로이 목마에 비유해 '트로이 펩타이드'라고 명명합니다.

두번째는 실험실의 배양 접시에서 베타아밀로이드 단백질 모델을 만듭니다. 여기에 트로이 펩타이드를 투여 후 이것이 독성 베타아밀로이드 단백질에 어떤 영향을 주는지 관찰합니다. 즉 동물이나 인간 실험에 앞서 실험실에서 새롭게 만든 물질이 독성 단백질 침착과 증식에 어떤 영향을 주는 지를 실험합니다.

세 번째로는 트로이 펩타이드 처치된 단백질을 실험용 인간세포인 신경모세포종 IMR-32과 신장세포인 HEK-293에 투약하여 세포 독성 정도를 평가합니다. 일종의 약물 개발 단계의 첫 번째 과정이라고 볼 수 있습니다. 실험결과 저자가 만든 14개의 화합물질 중에 2개가 독성 베타아밀로이드 단백질 형성을 막고 세포 독성도 적어서 알츠하이머병 치료의 유망한 물질이라고 결론 내립니다.

결론적으로 일반인이나 임상의사가 읽기 어려운 논문입니다. 하지만 조금만 아는 사람이 보면 실험실 내에서 알츠하이머병의 병태생리기전인 독성 베타아밀로이드 단백질 형성에 영향을 주는 물질을 만들고 그것을 실험실 내에서 평가해 보니 효과가 있다고 하는 간단한 논문입니다.

1951년 1월 29일 30세의 젊은 흑인 여성이 심한 복통과 하혈로 존스 홉킨스 병원에 방문합니다. 그녀는 근처 담배농장에서 노동을 하던 다섯 자녀를 둔 흑인 여성이었습니다. 그녀는 임신으로 생각하였지만 그를 진료한 산부인과 의사는 악성 경부 종양으로 진단

합니다. 그녀는 곧 방사선 치료를 받고 이후 다시 치료를 받으라는 권고와 함께 퇴원합니다. 그녀는 치료 중 두 번의 조직 검사를 하였는데 한 번은 정상 조직이었고 또 한 번은 암세포 조직이었습니다. 하지만 무진장 가난하고 무지하였던 그녀는 조직 검사에 대해서 전혀 설명을 듣지 못하였고, 동의도 하지 않았습니다. 심지어는 죽을 때까지 조직 검사를 했다는 사실 조차 몰랐습니다. 1951년 8월 8일 결국 그녀는 암으로 사망하게 됩니다.

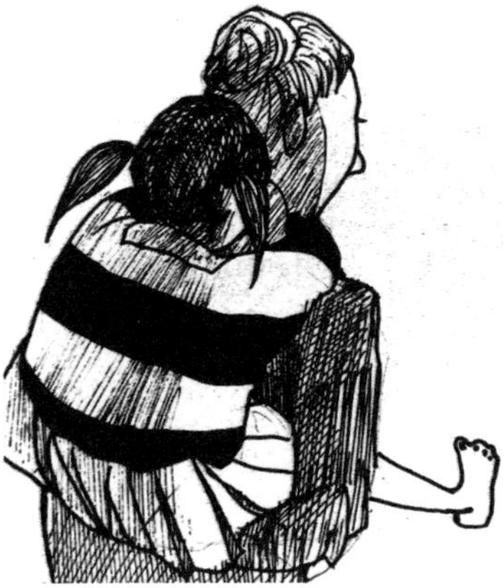

당시 존스 홉킨스 병원에서 일하던 가이 박사는 몸에서 빼낸 인간 세포를 인공적으로 키우는 배양 실험을 하고 있었습니다. 매우 중요한 실험이었지요. 인간세포를 대상으로 하는 실험에는 수많은 양의 같은 세포가 필요합니다. 그런데 문제는 인간에게 채취된 세포를 배양하면 처음에는 동일한 모양으로 계속 분열하지만 어느 단계에 이르면 분열하지 않고 죽어 버립니다. 즉 세포는 대부분 분열할 수 있는 횟수가 50회 정도로 정해져 있었고 이 이상 분열하면 더 이상 분열하지 못하고 죽습니다. 세포도 수명이 있는 것이지요. 이 문제를 해결하지 못했던 가이 박사는 매번 대량 배양에 실패했습니다.

이때 이 환자의 세포 조직이 가이 박사에게 전달되었습니다. 놀랍게도 이 세포는 다른 세포와 달리 50회 이상 분열하여도 죽지 않고 매우 빠르게 계속 분열 증식하였습니다. 가이 박사는 인류 역사상 처음으로 영원히 죽지 않는 세포를 만들어 낸 것입니다. 가이 박사는 이 놀라운 세포의 이름을 '헬라 세포'라고 지었습니다. 그리고 그는 무한 증식하는 이 세포를 과학 연구를 하는 모든 사람에게 무료로 배포하였습니다. 이 세포는 전세계로 퍼졌으며 이를 이용하여 수 많은 의학적인 성취를 가능하게 하였습니다.

이렇게 혁명적인 죽지 않는 세포가 전세계에 퍼진지 20년이 지나서 심각한 문제가 생깁니다. 분양 배양 과정 중에 이 세포가 오염되고 변형되기 시작하여 과연 어느 것이 진짜인지 논쟁이 벌어집니다. 몇몇 과학자들이 이 논쟁을 해결하기 위하여 이 세포의 주인이 누구인지 관심을 갖게 되었습니다. 지금처럼 개인정보의 개념이 없던 시기라서 곧 그녀의 이름을 알게 됩니다. 헨리에타 랙스. 가이 박사는 헨리에타 랙스의 첫이름과 두번째 이름의 약자를 따서 이 세포에 헬라(HeLa)라고 명명하였던 것 입니다.

연구자들은 20년 전 죽은 헨리에타의 가족, 즉 남편을 찾게 됩니다. 하지만 잘 배우고 잘난 연구자가 나이도 많고 매우 교육 수준도 낮았던 헨리에타의 남편에게 불쑥 전화 걸어 하였던 이야기는 "우리는 당신의 부인을 갖고 있습니다. 그녀는 실험실에서 살아 있습니다. 우리는 그녀의 자식이 암이 있는지 알기 위해서 검사를 해야 합니다"입니다. 또 이들이 어려서 어머니를 잃고 얼굴도 기억하지 못하고 힘들게 살아왔던 딸에게 하였던 말은 "당신의 어머님은 아직 살아 있습니다" 이었습니다.

"아주 심플한 논문이군요!"

저는 항상 출판사 사장님에게 컬럼을 쓰기 전에 컬럼에서 다룰 논문을 먼저 보냅니다. 쉽게 말하면 요리를 하기 전에 재료에 대하여 의견을 물어 보는 것이지요. 이 논문을 읽어 본 출판사 사장님의 첫 반응은 위와 같았습니다.

일반인이나 임상만 하는 의사들에게는 아주 복잡하고 이해하기 어렵지만 신약 개발에 관심이 있는 사람들에게는 아주 전형적인 약물 개발과 관련된 가장 첫 단계인 전임상 과정입니다. 전임상 또는 비임상 시험이라고 불리는 이 단계는, 쉽게 이야기하면 사람에게 적용하기 이전 실험실이나 동물 실험을 진행하는 단계입니다. 대부분 다양한 실험용 동물들에게 약을 투여하여 실제 약리적 작용이 동물에게서 어떻게 일어나는지를 확인하며, 혈액이나 호르몬 수치 등을 추적합니다. 이런 과정을 통하여 이 약이 인간에게 투여했을 때 극단적인 결과가 나타나지 않을 것이라는 결론이 내려져야 그 다음 단계인 임상 제 1상 실험으로 넘어가게 됩니다.

이 전임상 과정에서 많은 동물들이 희생된다고 합니다. 미국 농무부에 따르면 전세계 동물실험에 쓰이는 동물은 한 해 1억 마리가 넘는다고 하며 국내에서는 한 해 250만 7,157마리(2015년 기준)의 동물이 희생된다고 합니다. 하지만 동물 보호에 대한 목소리가 커지면서 연구자들은 점차 동물을 이용한 실험을 줄이고 있습니다. 즉 동물보다는 세포 수준의 실험, 컴퓨터에 의한 모의 실험, 다양한 생체정보를 이용하여 동물의 희생을 획기적으로 줄이는 것이지요. 이 중 가장 중요하고 많이 이용하는 것이 좋은 인간 세포 모형을 가지고 실험하는 것입니다.

하지만 이 인간세포는 어디에서 왔을까요? 헨리에타는 극도로 가난한 집안에서 태어나 먹고 살기 위해서 어릴 때부터 가족들과 헤어져야만 했습니다. 14세때 처음 임신하고 30세때 까지 다섯 아이를 낳았고 살기 위해 담배 농장에서 죽도록 일만 하였습니다. 차별 받았던 왜소한 흑인 여성입니다. 그녀가 암 진단을 받고 6개월 만에 사망한 이후에도 그녀의 가족은 극도의 가난 속에서 헤어나지 못하고 있었습니다. 심지어 그들은 의료 보험조차 전혀 받을 수가 없었습니다. 하지만 그녀가 전혀 동의하지 않고 남긴 몸의 일부는 이를 찾는 여러 사람들의 수요를 감당하지 못하여 전용 공장까지 만들어 지금까지 20톤 넘게 증식하였습니다. 또 가이 박사의 처음 뜻과는 달리 이 것은 한 병에 250달러에 팔리는 큰 의료 산업으로 성장하였습니다. 딸은 너무 어릴 때 엄마를 잃어 엄마의 얼굴도 기억 못하고 힘들고 가난하게 살아왔습니다. 그런데 그녀에게 엄마가 죽은 지 20년이 지난 어느 날 불쑥 "당신의 어머님은 아직 살아 있다"는 전화 너머의 말은 어떤 의미가 있을까요?

헬라세포처럼 유명한 존재가 아닌 이 연구에서 사용된 인간 신장세포인 HEK-293과 신경모세포종 IMR-32는 어디에서 왔을까요? 신장세포 HEK-293은 1973년 네덜란드에서 건강하였던 태아를 합법적으로 유산시킨 후 얻었으며, 신경모세포종은 생후 13개월 백인 남자아이에서 얻었다고 합니다. 이 이상의 정보는 접근할 수가 없었습니다.

하지만 아마도 다들 힘들게 살아갔거나 살아갈 기회조차 얻지 못하였던 우리와 같으나 같지 않았던 존재들입니다.

현대 의학은 많은 것을 이루었고 또 이루어 가고 있습니다. 그 연구 과정 중에는 인간의 얼굴이 빠져 있는 경우가 많습니다. 실험실 속에서 이루어지는 작은 세포 하나 하나에도 그 너머에는 인간의 고단함과 다양한 사연이 숨겨져 있을 수 있습니다. 과학논문이라고 해도 때로는 이런 인간의 얼굴과 존경을 놓치지 않았으면 좋겠습니다.

참고 문헌

1. Modulating Aβ Fibrillogenesis with 'Trojan' peptides. Pandey G, Morla S, Kumar S, Ramakrishnan V. Neuropeptides. 2020 Jun;81:102030

제5장. 하버드 둥지 위로 날아간 새

제5장. 하버드 둥지 위로 날아간 새

제목: 치매 행동심리증상에 대한 전기경련치료의 효과와 안전성; 후 향성차트분석(Efficacy and Safety of ECT for Behavioral and Psychological Symptoms of Dementia (BPSD): A Retrospective Chart Review)[1)]

저자: Hermida AP, Tang YL, Glass O, Janjua AU, McDonald WM.

결론: 초조를 호소하여 전기경련치료를 시행한 치매 환자 60명의 차트 분석 결과 다른 의학적 문제가 동반되어 있는 치매 환자에서도 이 치료는 안전하였다. 전기경련치료 후 치매 환자에서 초조와 일반 적인 기능이 향상 되었고 약물 복용 숫자도 줄었다.

논문명: Am J Geriatr Psychiatry. 2020 Feb;28(2):157-163

치매 환자를 돌보아야 하는 보호자에게는 인지기능 저하 보다는 초조, 공격성과 같은 치매 행동심리증상(BPSD; behavioral and psychological symptoms of dementia)이 훨씬 힘들 수가 있습니다. 이 논문은 전기경련요법이 약물에 잘 치료되지 않은 치매 환자의 초조에 대하여 효과가 있는지를 보는 연구입니다. 방법론적으로는 환자의 차트를 사용하여 과거의 일을 분석하였으므로 후향적 연구입니다.

전기경련치료는 약물 치료에 잘 반응하지 않는 심한 우울증, 양극성장애, 정신증(psychosis) 등에 빠르고 효과적인 치료법으로 알려져 있습니다. 이것은 주로 젊은 사람에게 나타나는 전형적인 정신병 환자에서 사용하고 있습니다. 하지만 최근 여러 내과적 질환이 있는 고령의 치매 환자에서도 우울증, 조증, 정신증에 비교적 안전하고 효과적으로 사용할 수 있다는 연구들이 있습니다.

저자들은 2012년에서 2014년까지 에모리 대학에서 치매 환자 중에 초조 증상으로 전기경련치료를 받은 60명에 대한 차트를 분석해 이 치료법의 효과와 안전성을 분석하였습니다. 60명의 연구 대상 환자 중에 병명이 정확하지 않은 치매 환자가 28명, 알츠하이머병 환자가 22명, 혈관성 치매가 2명, 전측두엽치매가 2명, 혼합형 치매가 6명이었습니다. 연구 대상군은 초조가 주요 증상이며 초조 진단 척도인 Pittsburgh Agitation Scale(PAS)이 기록되어 있는 치매 환자입니다.

MECTA spectrum 5000 ECT machine으로 전기 충격을 하였으며 마취 후 치료 방법은 에모리 대학의 전기경련치료 지침에 따라 시행하였습니다. 전기경련치료 후 환자의 PAS 점수가 치료 전 보다 유의하게 감소하였고(초조 증상이 호전되었고) 전반적인 기능을 보여주는 척도인 GAF(Global Assessment of Functioning) 점수가 유의하게 증가(전반적인 기능 호전) 되었습니다. 또한 전기경련치료 후 환자가 복용하는 정신신경계 약물의 종류가 6종에서 4.9종으로 유의하게 감소하였습니다. 부작용으로는 첫 전기경련치료 후 6명에서 경련 후 초조(postictal agitation)와 가벼운 의식 혼란이 있었습니다. 하지만 이에 대한 약물 치료 후 다음 전기경련치료에서는 부작용이 관찰되지 않았습니다.

결론적으로 전기경련치료가 초조와 같은 치매 행동심리증상 치료의 일차치료 방법은 아니지만 많은 종류의 정신신경계 약물에도 반응하지 않을 경우에는 충분히 고려해야 할 치료법 입니다. 즉 치매 환자의 초조 증상이 치료가 어렵고 많은 약물 사용으로 부작용이 있으면 주저하지 말고 전기경련치료를 생각해 보자는 것 입니다.

임상 연구에는 크게 전향적 연구(prospective study)와 후향적 연구(retrospective study)가 있습니다. 전향적 연구는 지금 현시점으로부터 대상자를 추적 관찰하는 것입니다. 풀어 말하면 아직 알지 못하는 사안에 대해서 가설을 세우고 지금부터 임상시험 계획을 세워서 대상 환자를 모집합니다. 임상시험에 들어가기 전에 이 환자들에게 연구에 필요한 기본 검사를 합니다. 이후 시간의 경과에 따라서 직접 환자들의 상태 변화를 기록합니다.

전향적 연구는 객관성이 뛰어나고 신뢰성이 있는 자료를 얻는다는 이점이 있는 반면 시간과 비용이 매우 많이 들어 갑니다. 결과에 따라 인과 관계도 추론할 수가 있습니다. 반면 후향적 연구는 현 시점에서 과거의 기록을 대상으로 조사하는 것입니다. 연구대상에 결과(독립변수)가 이미 발생한 후에 시간을 과거로 거슬러 여러 요인(종속변수)을 대상으로 한 연구 방법입니다. 이미 독립변수가 발생했기 때문에 연구자가 독립변수를 조작할 수 없거나 연구대상을 실험조건에 따라 배치하기 어려운 경우에 사용됩니다. 이 연구는 시간과 비용이 비교적 적게 들어가는 반면 변수 조절이 어렵고 결과에 대한 신뢰성이 떨어진다는 단점이 있습니다. 근본적으로는 연구결과가 나와도 인과 관계를 추론할 수가 없습니다.

이 책에서는 연구대상자를 수년간 추적하는 대규모 전향적 연구를 많이 다룹니다. 제가 별것 아닌 것처럼 이런 논문을 소개하였지만 이 연구들은 엄청나게 많은 시간과 노력으로 만들어진 것들입니다. 제가 처음 의료에 발을 딛을 때만 해도 이런 논문은 많지 않았습니다. 그 당시에는 전향적 논문이 아닌 후향적 논문도 창의

적이면 비교적 좋은 학술지에 게재되었습니다. 하지만 지금은 의료 산업 자체가 커지고 돈과 사람이 많이 몰리다 보니 조금 좋은 학술지라고 하면 대부분 이런 전향적 논문들 일색입니다.

그런데 이번 장에서 소개하는 연구는 비교적 적은 연구대상자에 대한 후향적 차트분석 연구입니다. 지금까지 주로 다루었던 대부분의 연구들에 비하면 방법론적으로는 상당히 떨어집니다. 즉 이 연구에서 어떤 결과가 나오더라도 그 결과의 신뢰성이 제한될 수밖에 없습니다. 그럼에도 불구하고 이 연구가 비교적 좋은 학술지에 게재된 것은 이 연구가 주는 희소성과 시사성 때문입니다.

치매 환자의 간병이나 치료가 어려운 것은 치매 환자의 인지기능의 장애 자체보다는 치매 환자가 보이는 다양한 행동심리 증상인 경우가 많습니다. 환자가 방에 얌전히 있으면서 기억이 떨어져서 계속 물어보는 증상은 불편하기는 하지만 죽을 만큼 불편하지는 않습니다. 그런데 치매 걸린 부모님이 초조해 하면서 폭력을 휘두르고 전혀 다른 사람처럼 행동하면 간병을 하는 가족의 인내심이 바닥을 드러내게 됩니다. 이 때문에 병원에 가면 증상 조절을 위하여 많은 정신신경계 약을 처방해 줍니다. 그런데 이런 정신신경계 약들은 치매를 앓고 있고, 나이도 많고, 동반 질환이 많은 환자들에게는 부작용이라는 대가를 요구하는 경우가 많습니다. 그래서 모든 교과서나 치료지침서에서는 치매환자의 행동심리증상에 약물 치료에 앞서 비약물적 치료를 먼저 하도록 권유합니다. 하지만 치료자의 입장에서는 이런 권고가 공허하게 느껴질 때가 많습니다. 회상치료, 인지중재 치료, 명상, 아로마 등 매우 많은 비약물적 치료가 있는 것 같지만 병원에 도움을 청할 정도의 환자가 이런 치료만으로 성공하는 경우는 거의 없는 것 같습니다.

여직원 : 남자 상사가 자꾸 은근한 눈빛을 보내고, 업무 외 사적인 지시를 해요. 퇴근 후에도 수시로 개인 사진을 보내요. 상사가 출장을 갈 때도 남자 직원이 가도 되는데 굳이 저랑 같이 가려고 해서 매우 불편해요. 상담사님 어떻게 해야 되나요?

상담사 : 그 분은 할머니 같은 분이세요. 아마도 딸 같이 생각해서 그럴 겁니다. 좋은 분이니 다른 의도가 없을 것 입니다. 일단 상사 분이 기분 나쁘지 않도록 애교 있게, 매너 있게, 슬기 롭게 잘 거절하시고 잘 이야기 해보세요.

여직원 : 제가 처음에는 상사가 기분 나쁠까 사적인 이야기를 해도 맞장구도 쳐주었는데, 이제는 사적인 요구가 있으면 슬쩍 피해요. 너무 힘들어서 퇴근 후에는 문자나, SNS도 안 받는다고 이야기 했어요. 상사가 싫어할까봐 최대한 웃으면서 이야기 했어요. 그런데도 전혀 안 고쳐져요. 불안해요.

상담사 : 진심을 가지고 끈질기게 기분 나쁘지 않도록 애교 있게, 매

너 있게 슬기롭게 잘 이야기 해보세요.

여직원 : 저도 노력했는데 전혀 안 고쳐져요.

상담사 : 다시 한번 진심을 가지고 끈질기게 기분 나쁘지 않도록 애교 있게, 매너 있게 슬기롭게 잘 이야기 해보세요.

여직원 : …….

그렇습니다. 제가 생각하기에는 대부분의 비약물치료는 위의 상담사가 권유하는 것 같은 진심을 가지고 끈질기게, 슬기롭게, 열심히 하는 것입니다. 그런데 병원에 이 문제 때문에 오는 치매 환자는 그 현실이 녹녹하지 않습니다. 결국 저 같은 임상가들은 이 증상 치료에 끈질기게, 슬기롭게, 열심히 하는 것보다는 일정 부분 약물에 의존합니다.

그런데 너무 증상이 심한 사람은 일정 부분이 아니라 굉장히 고용량, 다약물을 쓸 수밖에 없는 경우도 있습니다. 미칠 듯한 초조, 공격성 등의 폭풍과 낙상, 손떨림, 인지장애 등의 후폭풍이 동시에 혹은 교대로 나타나면서 환자는 서서히 더 망가지게 됩니다. 경우나 정도는 좀 덜 하지만 일반 젊은 정신과 환자들 중에도 이런 증상을 경험하는 사람들이 많습니다.

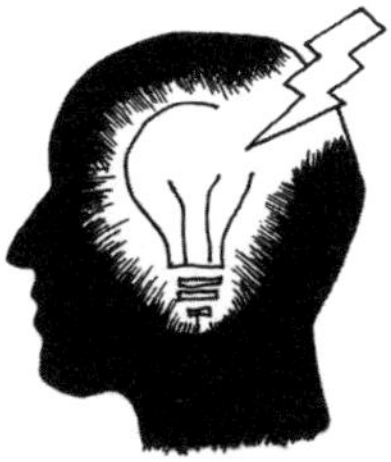

전기경련 요법은 1938년 이탈리아 의사 우코 체를레티(Ugo Cerletti)와 동료 루치오 비니(Lucio Bini)가 뇌전증(간질) 환자에서 경련 후 우울증이 호전되는 것에 착안하여 개발하였다고 합니다.

체를레티는 뇌의 어떤 부위가 간질을 일으키는지를 알기 위하여 '개'를 이용해 실험하였습니다. 처음 실험할 때는 결과가 참담하였습니다. 실험 동물의 반이 심장마비로 죽었습니다. 일주일마다 마차가 개를 가득 싣고 그의 실험실 앞에 놓고 가기를 수 년 간 반복하였습니다. 그 결과 체를레티는 어느 정도 안정적인 결과를 얻었습니다.

그러나 이것만으로는 어려웠습니다. 좀 더 인간과 몸무게가 비슷한 동물이 필요하였습니다. 그는 우연히 돼지를 도살하기 전에 전기충격을 가해 의식을 잃게 하고 도살하는 것을 알게 되었습니다. 그는 도살장에서 돼지를 대상으로 수많은 실험 끝에 경련을 일으키는 전류양과 죽음에 이르는 전류양은 차이가 많다는 것을 알게 되었습니다. 이 방법이 안전하다는 확신을 가지게 된 것 이지요.

이제 마지막 남은 것은 사람에 대한 실험 뿐입니다. 이들은 결국 사람에 대한 실험 역시 마치게 됩니다. 이로써 이 치료법은 세상에 모습을 드러내게 됩니다.

전기경련치료는 어지간한 정신과 약물보다 오래되었고 안전한 치료 방법입니다. 하지만 그 효과를 일으키는 기전은 아직도 확실하지 않습니다. 전기경련치료는 심각한 우울증 및 다양한 정신질환을 치료하는데 쓰여 왔으며 효과가 뛰어납니다. 특히 약물에 치료되지 않을 정도의 심한 우울증에도 효과가 있으며 자살 충동 역시 줄여줍니다.

하지만 일반인에게는 이 치료가 비인도적 치료로 인식되곤 합니다. 아마 이것은 1975년에 개봉된 영화 "뻐꾸기 둥지 위로 날아간 새"가 결정적인 영향을 미친 것 같습니다. 이 영화의 주인공 잭 니콜슨의 연기가 너무나 사실적이어서 그랬는지 여전히 많은 사람은 전기경련치료라고 하면 고문을 연상합니다. 사실 초기에 전기경련치료는 마취나 근육이완제를 사용하지 않았다고 합니다. 따라서 환자가 심한 고통이나 골절 등의 부작용이 있었습니다. 이 영화가 상영할 당시에는 이미 이에 대한 안전 장치가 확립되어 있었습니다. 하지만 당시에는 정신과 치료가 정신과 환자들을 치료하기 보다는 환자에게 피해만 준다는 반정신의학 운동(anti-psychiatry movement)이 큰 영향을 떨치던 시기입니다. 이 영화에 곳곳에는 반정신의학적 태도가 강하게 스며들어 있습니다. 환자를 위한다는 이런 이데올로기가 정작 고통 받는 환자에게는 피해를 준 것이지요.

하지만 좋은 치료가 항상 좋은 결과를 내는 것은 아닙니다. 미국의 세계적 문호인 어니스트 헤밍웨이는 정신적으로 매우 위험하고 복잡한 사람이었다고 합니다. 그가 불후의 명작인 노인과 바다를 발표하고 노벨상을 받으면서 그 명성과 문학적 권력은 정점을 찍습니다. 하지만 이 후 그는 급격하게 우울증에 빠져 들어갑니다. 수차례 뇌외상을 입었던 그는 알코올과 약물 등에 의존합니다. 하지만 그럼에도 불구하고 심한 우울증과 자살 충동에 빠집니다. 그가 쓴 소설 “노인과 바다”에서 노인이 꿈꾸었던 “사자의 꿈”을 정작 그 자신은 꿀 수가 없었던 것입니다. 1960년 헤밍웨이는 우울증 치료를 위해 미네소타주의 메이요 병원에 입원해 전기경련치료를 받았습니다. 그러나 석 달 뒤 그는 다시 자살 충동을 느낍니다. 다시 입원해 추가로 전기경련요법을 받고 6월 30일 집에 돌아왔습니다. 헤밍웨이는 우울감은 좋아졌지만 전기경련치료의 부작용으로 일부 기억이 손상된 것을 괴로워 하였습니다. 결국 이틀 뒤 그는 자살했습니다. 우울증 치료를 위해 선택한 방법으로 도움을 받았지만 이로 인해 생긴 부작용을 못 견딘 것입니다.

2017년 1월 4일 뉴욕타임즈에는 'One Flew Over Harvard Med School(뻐꾸기 둥지, 아니 하버드 둥지 위로 날아간 새)'라는 제목으로 전기경련치료의 극적인 효과에 대해서 보도하였습니다. 하지만 이에 대해 헤밍웨이의 전기경련치료를 언급한 독자 편지가 있습니다. 그는 "전기경련 치료 후 기억력(재능)이 손상된 헤밍웨이는 자신의 머리를 쏘았다. 이것은 위대한 치료이다. 하지만 우리는 환자를 잃었다(Ernest Hemingway - blew his brains out after ECT destroyed his memory, his `capital' - `it was a great treatment but we lost the patient')"라고 기고합니다. 어떤 위대한 치료라도 환자보다 앞서지는 않습니다. 우리는 때로는 치료는 하지만 환자를 배려하지 못 할 수가 있습니다. 위대한 치료 뒤에는 항상 따뜻함이나 배려가 있었으면 생각합니다.

사족. 예전에 텔레비전에서 신기한 일이나 별난 일을 찾아 다니며 방송하던 프로그램이 있었습니다. 제가 그 프로그램 중 재미있게 보았던 것은 벼락을 맞고 살아났던 할아버지 이야기였습니다. 이 할아버지가 농사일을 하러 밭에 갔다가 그만 번개를 맞은 것 입니다. 순간적으로 의식을 잃었는데 다행히 옆에 있던 다른 사람이 그를 발견하여 바로 병원에 가서 생명에는 지장이 없었다고 합니다. 처음에는 하반신 마비도 있었는데 다행히 마비도 풀리고 일상생활하는데 지장이 없었습니다. 그런데 놀라운 것은 이후 할아버지의 성격이 바뀌었다는 것입니다. 같이 사는 할머니 말씀이 할아버지가 전에는 성격이 급하고 폭력적이었는데 번개 맞은 사건 이후로는 아주 순해졌다고 합니다. 그러면서 방송에서 할머니가 의미심장하게 웃으면서 하던 마지막 말이 지금도 생각납니다. "잘 때 보면 다른 남자 같아…". 전기경련치료이든 얼떨결에 번개를 맞던 세상에는 우리가 모르는 일이 많은 것 같습니다.

참고 문헌

1. Efficacy and Safety of ECT for Behavioral and Psychological Symptoms of Dementia (BPSD): A Retrospective Chart Review. Hermida AP, Tang YL, Glass O, Janjua AU, McDonald WM. Am J Geriatr Psychiatry. 2020 28(2):157-163

제6장. 카산드라 콤플렉스 혹은 카산드라 후회

제6장. 카산드라 콤플렉스 혹은 카산드라 후회

제목: 알츠하이머 환자에서 APOE4 유전자와 단순포진 헤르페스 바이러스 1형 사이에서의 상호작용(Interaction between APOE4 and herpes simplex virus type 1 in Alzheimer's disease)[1)]

저자: Linard M, Letenneur L, Garrigue I, Doize A, Dartigues JF, Helmer C.

결론: APOE4 유전자가 있고 단순포진 헤르페스 바이러스 1형 항체를 가진 사람이 그렇지 않은 사람에 비하여 알츠하이머병에 걸릴 위험비(hazard ratio)가 3배 이상 높았다.

논문명: Alzheimers Dement. 2020 Jan;16(1):200-208.

트로이의 왕 프리아모스에게 카산드라라는 아름다운 딸이 있었습니다. 얼마나 그녀가 아름다운지 젊고 잘생긴, 그리고 능력 있는 태양의 신 아폴론도 카산드라에게 홀딱 빠져 구애를 합니다. 그녀는 아폴론에게 미래를 내다볼 예언 능력을 준다면 그 사랑을 받아들이겠다고 말합니다. 그녀는 이 능력을 받았으나 아폴론의 구애는 받아 들이지 않았습니다. 일종의 먹튀를 한 것이지요.

화가 머리끝 까지 난 아폴론 : "내 사랑을 받아주지 않을 것이면 마지막 이별의 키스라도…"

어떻게는 이 상황을 모면 하려는 카산드라 : “예”

아폴론은 카산드라와 키스를 하면서 그녀의 입안에 침을 뱉습니다. 그러자 카산드라의 혀는 설득력이 사라지고 말았습니다. 이런 사랑과 아픔을 겪고 조용히 트로이에서 무녀로 살고 있던 카산드라에게 위기가 옵니다. 오빠인 파리스가 스파르타의 왕비 헬레네를 납치하자 아키아 연합군이 트로이를 공격합니다. 트로이 전쟁이 시작된 것 입니다.

수 많은 영웅들이 이 전쟁에서 죽어 나갔지만 10년이 되도 전쟁이 끝나지 않습니다. 그러자 아키아 연합군의 장수 오디세이가 거대한 나무로 만든 말을 만드는 계책을 씁니다. 그리고는 어느 날 갑자기 이 말을 남겨 둔 채 거짓으로 철군합니다. 물론 이 말 안에는 오디세이를 포함한 정예의 특공대가 숨어 있었지요. 그런데 오디세이는 목마라는 하드웨어만 만든 것이 아닙니다. 오디세이는 미리 트로이 성 내에 ‘아키아 연합군이 남겨놓고 간 목마를 성 안으로 들여놓아야만 완벽한 승리를 거둔다’는 예언을 퍼트려 놓은 것입니다. 무녀인 카산드라는 이 목마가 트로이를 멸망시킬 것이라고 예언하고 말렸지만 승리에 도취된 트로이인들은 아무런 의심 없이 이 목마를 성 안으로 들입니다. 그리고 결국 멸망하게 됩니다.

이 연구는 프랑스에서 1,037명의 일반인을 평균 7년 추적한 대규모 코호트 연구입니다. 어렵고 돈이 많이 들어가는 연구이니 일단 좋은 논문에 실릴 자격은 있는 것 같습니다. 이 연구는 연구대상군에서 단순 헤르페스(herspex simplex virus) 1형 감염여부와 아포지단백-E4 유전자형 유무를 확인합니다. 단순 헤르페스의 과거 감염과 최근 재발 유무는 혈청 항체 검사로 진단합니다. 이후 이 연구대상군을 추적합니다. 일정 기간 후 이 연구대상자 중에서 알츠하이머병이 발생하면 단순 헤르페스 바이러스 감염과 아포지단백-E4 의 유무가 알츠하이머병에 어떤 영향을 주었는지 확인합니다.

결과는 아포지단백-E4 유전자형이 있고 단순 헤르페스 바이러스 감염이 있었던 군이 그렇지 않은 군에 비하여 알츠하이머병 발병 위험을 높인다는 것 입니다. 결론은 우리가 흔하게 앓았거나 모르게 지나간 단순한 이 바이러스가 치매위험을 3배 이상 높일 수 있다는 것입니다. 단 부모를 잘 만나면 이 저주를 피할 수도 있습니다(아포지단백-E4 유전자를 물려 받지 않으면).

의과대학생이 본격적으로 임상을 공부하게 될 때 제일 처음 마주 하는 것이 병의 범주화(categorization) 입니다. 예를 들어, 내과 교과서를 보면 감염성질환, 암성질환, 결핍성질환, 대사성질환, 유전질환, 발달장애, 혈관성질환, 퇴행성질환 등이 다른 챕터(범주화)로 쓰여져 있습니다. 이 범주화는 마치 디지털화 되어 있는 것처럼 보입니다. 0은 0이고 1은 1이지 0.6은 존재하지 않는 듯 보입니다.

퇴행성 질환은 퇴행성 질환이고, 전염성 질환은 전염성 질환이지 이것이 서로 관련돼 있다고 생각하지 않았습니다. 하지만 최근의 연구들은 이들이 배타적으로 존재하지 않고 서로 연관되어 있음을 보여주는 것이 많습니다. 예를 들어 퇴행성 질환의 대표적인 병인 알츠하이머병이 혈관성질환, 대사성질환, 혹은 더 황당하게는 감염성 질환이라는 연구들이 발표되고 있습니다. 위의 연구는 알츠하이머병이 감염성 질환인 단순 헤르페스 바이러스에 의하여 생길 수 있다는 가능성을 제시합니다.

1형 단순 헤르페스 바이러스는 매우 흔한 바이러스입니다. 전세계적으로 50-60%의 사람이 감염되어 있다고 합니다. 대부분 아주 간단한 피부발진, 무력감, 미열 등만 나타나고 사라지지요. 하지만 드물게는 급성으로 뇌에 들어가 심각한 뇌염 증세를 일으킵니다. 뿐만 아니라 위의 연구처럼 단순 헤르페스 바이러스 감염과 전혀 관계가 없을 것 같은 알츠하이머병이 이 질환과 연관되었다는 연구가 계속 나오고 있습니다.

문제는 이 바이러스가 어떻게 뇌에 침투하느냐는 것입니다. 이 연구자는 헤르페스 바이러스가 직접 뇌로 들어갈 가능성을 제시합니다. 하지만 다른 가능성도 있습니다. 뇌는 매우 중요한 기관이기 때문에 뇌의 바깥에서 뇌 안쪽으로 접근을 아주 심하게 통제하고 있습니다. 영양을 공급하기 위하여 뇌로 들어가는 혈관도 꼭 필요한 영양소와 물질 이외에는 뇌혈관장벽이라는 아주 튼튼한 울타리로 막아 놓아 위험 물질의 접근을 차단합니다. 이 울타리에는 틈이 없기 때문에 헤르페스 같은 범죄자는 보통 이곳을 통과할 수가 없습니다. 헤르페스는 고민을 합니다. 그 결과 이들은 다른 전략을 찾습니다. 즉 직접 들어가기 보다는 우리 몸의 일부인 식세포(phagocyte)를 감염시키고 그 안에서 숨죽이고 숨어 있습니다.[2] 그러면 뇌혈관장벽은 이를 무해한 물질이나 자신의 일부로 보고 스스로 뇌혈관 장벽을 열어줍니다. 일종의 트로이 목마를 이용하는 것이지요. 원래 아포지단백은 주로 혈중 콜레스테롤의 조절 기능을 담당하는데, 세 가지 종류가 있습니다(아포지단백-E 2, 3, 4). 이중 아포지단백-E4가 치매의 위험인자로 알려져 있습니다. 아포지단백- E4

가 뇌혈관 장벽 뿐 아니라 면역체계에도 영향을 주는 것으로 알려져 있습니다. 그러므로 트로이 목마를 성 안에 들이는 데에도 영향을 주고 들어와서는 이 목마를 의심할 수 있는 면역체계에도 영향을 줍니다. 아마도 이런 이유 때문에 아포지단백-E4가 있을 경우에만 헤르페스 바이러스가 알츠하이머병의 발병을 증가시키는 것 같습니다.

헤르페스의 감염과 아포지단백-E4가 알츠하이머병과 어떻게 연관되어 있는지를 복잡하게 설명하였지만 이것을 단순화하면 다음과 같습니다. 후천적인 환경(헤르페스 감염)과 타고난 유전(아포진단백 유전형)이 70, 80년 이후에도 우리의 삶을 지배한다는 것이지요.

우리의 삶은 외부의 많은 병원 균에 노출되어 있습니다. 위험에 노출되어 있는 것은 예외가 아니라 일상인 것입니다. 그런데 누구는 병에 걸리고 누구는 병에 걸리지 않습니다. 여기에는 생활 습관이나 환경 등 여러 요인이 있지만, 유전적인 요인 즉 운명이 매우 중요하다는 것을 부인 할 수 없습니다. 하지만 그 운명 속에서도 좀 더 다른 삶을 살 수도 있습니다. 트로이 전쟁에서 트로이인들은 승리하였다는 안도감에 모든 경계를 풀고 축제를 벌이고 긴 잠에 빠져들었습니다. 이런 무방비가 마지막 트로이의 숨통을 끊은 것이지요. 그런데 만약 이들이 경계를 늦추지 않았다면, 아마 트로이 목마 속 군사들은 대부분 굶어 죽거나 힘이 없어서 전쟁에 영향을 줄 수가 없을 것입니다.

헤르페스 바이러스도 마찬가지 입니다. 대부분 뇌 안으로 숨어 들어와도 우리가 건강한 면역을 가지고 있다면 상당히 오랜 기간이 목마 안에 가두어 둘 수가 있습니다. 하지만 아무리 열심히 살아도 나이가 들고 면역이 떨어지면 어느 순간에는 결국 주어진 운명의 터널로 빨려 들어 갈 수밖에 없겠지요.

2005년부터 개별 인간 유전자 프로젝트가 시작되었습니다. 이 프로젝트의 목표는 자발적인 개인 참여자의 유전자를 분석 공개함으로써 각 개인의 유전자에 따른 질병이나 여러 인간 현상을 연구하고자 하는 것 입니다. DNA발견으로 노벨상을 받은 제임스 왓슨 박사도 이 프로젝트에 참여하였습니다. 하지만 그는 그의 유전자 중에 딱 한 가지 공개하고 싶지 않은 것이 있었습니다. 그것은 바로 아포지단백-E 유전자였습니다. 그가 왜 이것을 공개하고 싶지 않은지는 정확히 모릅니다. 하지만 아마도 그는 그의 할머니가 알츠하이머병이 있었고 이것이 완전히 치료할 수가 없다는 것을 알았기 때문에 이 병에 대해서 공포를 느꼈을 수도 있었을 것입니다.

왓슨 박사가 느꼈을 법한 미래에 대한 공포를 카산드라는 더 심하게 느꼈을 것입니다. 아이스킬로스의 비극 오레스테스 중 카산드라는 다음과 같이 말합니다.

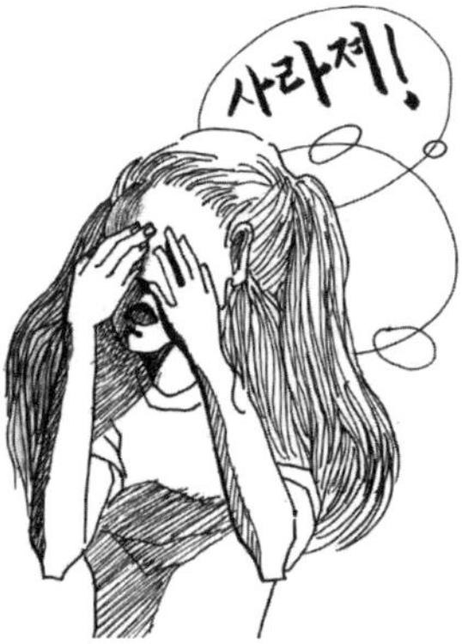

"이제 다시 한 번 암울하고 진실한 예언의 고통은 예언된 일들의 폭풍 속에서 정신 없는 나의 뇌를 떨게 하는 구나(Now once again the pain of grim, true prophecy shivers my whirling brain in a storm of things foreseen.)"

카산드라의 의지와 관계 없이 갑자기 환영이 나타나서 머리를 뒤흔들어 버립니다. 그리고 이 고통스러운 환영은 빗나가지 않습니다. 카산드라는 목마를 들여오면 트로이는 멸망할 것이라고 절규합니다. 하지만 그녀의 혀는 저주에 걸려 어느 누구도 설득할 수가 없고 이 고통스러운 미래를 바꿀 수가 없습니다. 카산드라가 더 고통스러운 것은 이 예언이 보이는 것을 거절할 자유마저 없다는 것입니다. 그렇게 트로이는 멸망하고 아가멤논의 전리품으로 전락한 그녀는 또 다시 아가멤논의 죽음과 자신의 죽음을 보게 됩니다. 그리고는 결국 아가멤논과 같이 비참하게 죽을 수밖에 없었습니다. 진실을 말해주어도 믿지 않는 것이 카산드라 콤플레스(cassandra complex)이고 보지 않을 것을 보았다는 후회가 카산드라의 후회(Caassadra's Regret)입니다.

그런데 우리는 가끔 진실을 보지 않을 자유마저 빼앗길 수 있습니다. 밥 딜런의 노래 "Blowin' in the Wind"에는 다음과 같은 가사가 나옵니다. "언제까지 고개를 돌려 모르는 척 할 수 있을까요?(How many times can a man turn his head, pretending he just doesn't see?)"

제임스 왓슨은 그 진실에 대해서 눈을 감음으로써 그 고통을 바라보지 않았지만, 눈을 감고 싶은 카산드라에게는 폭풍처럼 밀려들어오는 미래(진실)를 보지 않을 수가 없었습니다.

과학이 발달함에 따라 점차 유전자가 우리가 만날 미래의 모든 병을 보여 줄 수도 있습니다. 이중 어떤 병은 현재 전혀 치료되지 않는 무서운 병일 수도 있습니다. 그리고 더 무서운 것은 때로는 이것이 우리 의사와 관계없이 우리 눈 앞에 보여 주어질 수도 있습니다. 당신은 어떻게 하실 생각입니까? 눈을 뜨고 보시겠습니까? 아니면 눈을 감으시겠습니까?

사족. 남자들이 술만 먹으면 하는 무용담 중 한 가지는 고등학생

때 혼자 좋아 하던 여자에 대한 추억입니다. 당시에는 개인 휴대 전화도 없고 대부분의 부모님들은 보수적이고 엄격하셔서 사귀자고 말 한번 하기 쉽지 않을 때 입니다. 처음에는 혹시 만날 수 있을까 집 주변에서 서성이다가 그 여자의 아버지에게 걸려 혼나거나 도망치기 일쑤였습니다. 그녀와의 거리는 철통 같은 경계에 가까워질 수가 없었습니다. 한동안 고민하였습니다. 어떻게 사귀자고 편지라도 보내야 하는데….

그러다 어느 날 이 문제가 해결되었습니다. 어떻게 해결되었냐구요? 어느 날 코 흘리며 들어가는 그녀의 남동생을 발견하였습니다. 이 순진한 동생에게 아이스크림 하나 사주고 누나에게 편지를 전해 달라고 부탁합니다. 꼬마는 맛있게 아이스크림을 먹으며, 어머니와 아버지의 온화한 미소를 받으면서 집으로 들어갑니다. 그러면 저의 연애편지는 무사히 그 누나의 책상 위에 올라가게 되지요. 철없는 동생이 일종의 트로이 목마이지요. 그래서 연애가 잘 되었냐고요? 들어가는 것은 트로이 목마로 잘 들어갔는데 나오는 것은 개미지옥 같아서 답장이 없었습니다. 이것도 다 젊은 날의 추억이 되었군요.

참고 문헌

1. Interaction between APOE4 and herpes simplex virus type 1 in Alzheimer's disease. Linard M, Letenneur L, Garrigue I, Doize A, Dartigues JF, Helmer C.Alzheimers Dement. 2020 Jan;16(1):200-208

2. Mechanisms of microbial traversal of the bloodbrain barrier. Kim KS. Nat RevMicrobiol.2008:6; 625-634.

제7장. 키스

제7장. 키스

제목: 흡연과 파킨슨병의 위험성
(Tobacco smoking and the risk of Parkinson disease)[1)]

저자: Mappin-Kasirer B, Pan H, Lewington S, Kizza J, Gray R, Clarke R, Peto R.

결론: 1951년부터 3,000명의 영국 남자 의사를 추적 검사한 결과, 흡연자는 비흡연자에 비하여 파킨슨병의 상대위험(relative risk)이 30% 감소하였다. 또한 파킨슨병의 위험성은 흡연양에 반비례한다.

논문명: Neurology 2020 May 19;94(20):e2132-e2138.

흡연은 수 많은 병과 조기 사망의 원인이 됩니다. 이 연구는 흡연이 파킨슨병에 어떤 영향을 주는지 알기 위하여 1951년부터 2016년까지 영국 남자 의사 3,000명을 추적 조사한 것입니다. 연구에 참여할 때 대상자에게 흡연 유무, 흡연의 형태, 흡연량, 금연 여부 등에 대해 조사 한 후 65년 동안 같은 항목을 주기적으로 설문 조사를 하였습니다. 동시에 이들에게 파킨슨병 발병 유무를 조사하였습니다. 각 개인당 평균 35년을 추적하였습니다. 그 결과 현재도 흡연하고 있는 사람이 흡연하지 않은 사람보다도 파킨슨병이 발생할 확률이 30% 이상 감소되어 있었습니다. 뿐만 아니라 흡연량과 파킨슨병 발병율은 역상관 관계가 있습니다(흡연을 많이 할수록 파킨슨병이 생길 확률이 낮아졌습니다). 10년 이상 담배를 끊은 사람은 전혀 담배를 피우지 않은 사람보다 14% 파킨슨병 발병율이 낮았고 0~9년 금연한 사람은 전혀 담배를 피우지 않은 사람보다 파킨슨병 발병율이 29% 낮았습니다.

흡연과 파킨슨병 발병과 같이 관련성을 보는 연구에서 어떤 한 시점에서 하는 단면 연구는 연관 관계를 알 수 있어도 둘 사이에 어떤 것이 원인이고 결과인지 알기 어려운 문제가 있습니다.

예를 들어서 오늘 파킨슨병에 걸린 환자를 대상으로 설문 조사해보니 파킨슨병 환자는 담배를 피우지 않는 사람이 많았다고 결과가 나오면 이를 어떻게 해석하여야 할까요? 금연과 파킨슨병이 관련이 있다는 것은 알겠지만 금연이 파킨슨병을 유발하는지(혹은 흡연이 파킨슨병에 생기지 않도록 보호하는지)알 수가 있을까요?

반대로 이렇게도 설명이 가능합니다. 파킨슨병이 있거나 무증상 단계의 파킨슨병(뇌에서 파킨슨병의 병리소견은 있지만 증상이 나타나지 않는)이 있는 사람은 담배를 피우고 싶은 욕구가 없어져서 안 필 수도 있습니다. 즉 파킨슨병의 중요한 원인이 도파민 부족인데 이 도파민은 중독과 관련되어 있습니다. 그러므로 '도파민의 부족은 담배에 중독되지 않게 하여 흡연하지 않을 가능성이 높다'라고 이야기 할 수도 있습니다. 이를 역인과관계 편향(reverse causality bias)이라고 합니다. 마차와 말이 같이 달린다고 해서 마차가 말을 끌을 수 있다고 생각하는 것과 같은 것이지요.

이를 극복하기 위해서는 두 가지 연관된 요인 중에 한 가지가 없을 때 즉 이 연구와 같이 전혀 파킨슨병이 생기지 않았을 아주 오래 전부터 흡연 여부를 시간적으로 추적합니다. 그러면서 파킨슨병이 발병하는 것을 관찰하면 역인과관계 편향을 극복할 수가 있습니다. 의사들은 인과관계를 알고 싶어합니다. 예를 들어 혈압을 낮추면 심혈관 질환 걸릴 확률이 낮아지는지, 담배를 피우면 암 발생이 증가하는지, 특정 식이가 대사성 질환을 유발하는지 등등은 일상 생활에서 매우 중요합니다. 그래서 이 연구와 같이 대규모 종단적인 코호트 연구가 중요합니다. 하지만 이런 연구는 굉장히 많은 대상을 아주 오랜 기간 추적해야 하기 때문에 돈과 노력이 많이 듭니다. 그런 면에서 이 연구는 좋은 학술지에 실릴 가치가 있습니다.

그런데 '왜 담배를 피우면 파킨슨병 발병 위험성이 낮아질까'하는 의문이 생깁니다. 그리고 '파킨슨병에 걸리지 않으려면 지금부터 열심히 담배를 피워야 하나'하는 생각도 듭니다.

하지만 흡연이 파킨슨병 발병 위험성은 낮추어 주지만 파킨슨병 발병 이전에 다른 병으로 죽을 확률이 월등히 높으므로 흡연을 권장할 사항은 아닌 것 같습니다. 다만 흡연이 파킨슨병 위험성을 낮추는 이유를 연구하면 건강은 해치지 않으면서 뇌의 도파민 신경계를 보호할 어떤 약을 개발할 가능성을 찾을 수 있지 않을까 생각해봅니다. 결론은 '흡연이 백해무익하지는 않다. 99해 1익 한 것 같다'입니다.

6월 14일은 '키스데이'라고 합니다. 발렌타인데이를 벤치마킹하여 매달 14일 이러저러한 기념일이 있습니다. 키스데이도 이 중 하나 이지만 이 날의 정확한 유래는 모른다고 합니다. 가장 잘 알려진 유래는 '6월에는 어떤 기념일이 있냐'고 질문한 여자친구에게 남자친구가 '모른다'는 대답 대신 여자친구 입술에 키스를 날리며 '키스데이'라고 했다는 전설 같은 이야기만 떠돌고 있습니다. 문제는 저 같은 중년 유부남에게는 이런 날엔 뭘 해야 할지 좀 난감하다는 것이지요.

하지만 아메리카 인디언 전설 속에는 이 날이 꼭 필요하였던 한 인디언 소녀가 있었습니다. 불행하게도 그녀는 너무나 얼굴이 추해서 일생 동안 단 한 번의 연애도 할 수가 없었습니다. 마음은 누구보다 착하고 순수했지만 모든 남자들이 그녀를 보고 고개를 돌렸기 때문입니다. 그녀는 여자로서 남자의 사랑을 받을 수 없다면 살 가치가 없다고 생각합니다. 그리고 가엽게도 결국 자살을 선택합니다. 그녀는 죽기 전 마지막 말을 남겼습니다. "다음 생에는 세상의 모든 남자와 키스하고 싶어요." 그리고 그녀가 죽은 자리에 풀이 하나 돋아났습니다. 그것이 바로 '담배'입니다. 2019년 WHO 통계에 따르면 전세계 흡연자는 무려 13억 명이 넘는다고 합니다. 결국 죽고 나서야 그녀는 소원을 이룬 것 같습니다. 물론 흡연자 중 많은 사람이 여성이라서 그 소녀 입장에서는 조금은 껄끄러울 것 같기는 하지만 말입니다.

가끔 사람들이 저에게 물어봅니다. "담배를 피우나요?" 그러면 저는 딴청을 피웁니다. "피우기는 하는데 철학이 있지요. 누가 담배를 주면 피우고 안주면 안 피웁니다." 네 저는 개인적으로는 담배를 사서 피우지는 않습니다. 그러나 다른 사람이 담배를 권하면 사양하지 않고 피우지요. 누가 왜 담배를 피우느냐고 물어보면 몸에 안 좋은 담배는 빨리 태워서 지구상에서 없애기 위한 것이라는 궤변을 늘어 놓습니다. 몸 속에 들어가는 담배 연기는 제 몸에 맞지는 않지만(좋은 것을 잘 모르겠습니다) 뿜어 내는 담배 연기가 하늘에서 서서히 사라지는 것을 보면 몽환적인 느낌이 듭니다.

2000년대 초에 학회 때문에 비엔나를 갔습니다. 학회가 끝나고 급한 일정을 소화하던 중 같이 갔던 일행 중 한 명이 벨베데레 궁전을 꼭 가야한다고 해 억지로 끌려 갔습니다. 아무 생각 없던 제가 끌려 간 곳은 이 미술관에서 가장 유명하다고 한 구스타프 클림트(Gustav Klimt, 1862~1918)의 키스(1907)라는 그림 앞이었습니다. 먼저 온 몇몇 사람이 경이에 찬 눈빛으로 이 그림을 보고 있었고 심지어 어

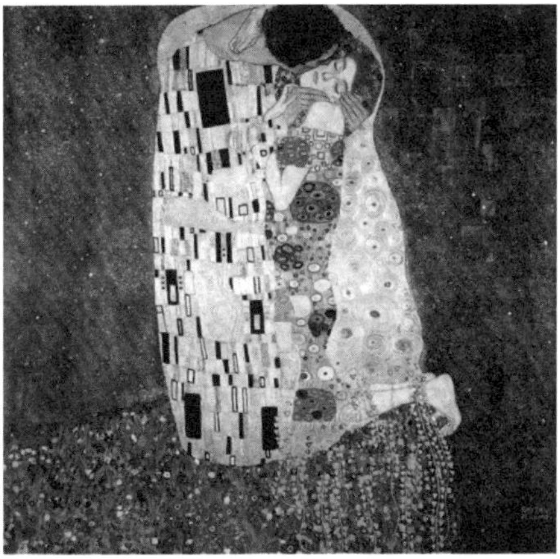

떤 여자는 조용히 눈물도 흘리고 있었습니다. 저는 평소 그림에 큰 관심이 없었지만 이 그림을 실지로 보는 순간 무엇인지 모를 깊은 수렁 속에 빠지는 듯한 느낌을 받았습니다. 남자는 얼굴이 전혀

보이지 않고 몸도 일부만 보입니다. 얼핏 조연처럼 보이지만 단순하면서 감추어진 모습은 왠지 모를 적극성과 욕망이 느껴졌습니다. 반면 여자는 머리를 뒤로 젖혀 감흥에 몰입되어 눈을 지긋이 감은 채 볼은 홍조를 띠었습니다. 눈을 감은 여자의 표정에는 뭐라고 말할 수 없는 나른함, 기대 그리고 수동적이지만 유혹을 당하는, 혹은 유혹하는 욕망이 느껴졌습니다. 특히 눈을 감고 키스를 하면서 남자의 목에 걸쳐진 오른손과 목을 감아 쥔 남자의 손을 다시 잡고 있는 여자의 왼손은 수동적이지 않는 에로틱한 느낌을 지울 수가 없었습니다.

그런데 엉뚱하게도 저는 이 그림을 처음 보는 순간부터 전설 속의 인디언 소녀 즉 담배가 먼저 생각 났습니다. 얼굴을 보이지 않고 맹목적으로 탐닉하는 듯한 남자의 모습은 왠지 저의 뒷모습 같고 눈을 감고 수동적인 듯 적극적으로 남자의 팔을 잡고 있는 여자는 왠지 담배와 같다는 느낌을 받았습니다. 특히 여자의 얼굴에서 느끼는 고혹적인 유혹은 한번 탐닉하면 빠져 나갈 수 없는 중독성과 치명성을 동시에 보여주는 것 같습니다.

하지만 호텔에 들어와 담배를 한 모금 빨고 거기서 찍은 사진을 다시 천천히 보니 또 다른 모습도 보입니다. 즉 능동적으로 덮치는

(?) 남자가 나의 모습이 아니고 욕망 속에서 나른한 여자가 나의 모습이며 남자는 담배처럼 느껴집니다. 이 그림의 매력은 욕망이 노골적으로 표현되는 것이고 그리고 그 욕망은 정적인 것이 아니고 양방향적으로 얽혀 있어 보입니다. 그리고 또 한 가지 포인트는 여자의 발끝이 마치 절벽 위에 걸려 있는 듯 보입니다. 죽음을 옆에 두고 있는 것이지요. 즉 이 그림은 욕망과 죽음, 가장 원초적인 감각을 자극하는 것 같습니다. 그래서 어떤 관람객은 울고 있었는지도 모릅니다.

담배가 세상에 왜 있어야 하는지는 모르겠습니다. 있어 왔고 우리 인간과 여러가지로 애환을 같이 한 것도 사실입니다. 하지만 이 담배는 너무 큰 중독성과 해악성으로 공공의 적으로 몰려 있습니다. 이런 와중에 담배도 무엇인가 인간에 좋을 수도 있다는 연구가 나온 것입니다. 여전히 담배를 권유하는 것은 현재 의학 지식에서는 난센스이지만 악마로만 보이던 담배에도 무엇인가 인간적인 면이 있을 수 있다는 것을 보여준 것 같습니다.

지독한 애연가였던 비스마르크는 독일의 운명을 결정하는 오스트리아와의 케니치 크래츠 전투 당시 주머니에 1개피의 담배를 가지고 있었습니다. 전쟁이 끝난 다음 느긋하게 피우겠다는 생각으로 담배를 주머니에 남겨두고 오직 전투 지휘에만 온 정신을 쏟고 있었습니다. 전투는 승리로 끝났고, 그는 아주 홀가분한 기분이 되어 격전의 뒤끝을 돌아보던 중 포탄에 맞아 죽어가는 한 기병을 보았습니다. 그 기병은 빈사의 상태에서도 무엇인가를 간절히 요구하고 있었습니다. 그는 조용히 다 찌그러진 담배를 꺼내 불을 붙여 쓰러져가는 병사의 입에 물려 주었습니다. 담배를 빠는 순간의 불꽃과 함께 그 병사는 죽고 말았습니다. 담배의 불꽃처럼 죽어가는 것을 알면서도 마지막 그 순간을 경험하려는 사람을 때로는 이해할 필요가 있지 않을까 생각해봅니다. 물론 지극히 개인적인 생각입니다.

사족: 정신분석학의 창시자인 지그문트 프로이드는 24살 때부터 담배를 피웠습니다. 그는 청년기 이후 담배 때문에 많은 병에 시달렸습니다. 동료 의사가 강력하게 금연을 권해도 그는 담배를 끊지 못합니다. 1923년 67세 때 구강암 진단을 받고 83세 때 사망할 때까지 그는 이것 때문에 30번 이상 수술을 받았습니다. 하지만 그는 고통 속에 죽어갈 때 까지도 담배를 끊지 못하였습니다.

그는 시시콜콜한 사안까지 정신분석학적인 해석을 하였습니다.

하지만 그가 담배에 대해서 만큼은 어떤 정신분석학적인 해석을 하지 않았던 것은 담배가 그 자신 자체 일 수도 있기 때문일 것입니다. 그에게는 담배라고 하는 것은 창의성이며, 욕망이며, 또 다른 자신이기 때문에 헤어질 수도 분석할 수도(당할 수도) 없었던 것이지요. "키스할 수 없다면 흡연은 꼭 필요한 것이다(Smoking is indispensable if one has nothing to kiss)"라는 그의 말은 그의 삶을 지탱하던 큰 기둥이었을지도 모릅니다. 옳던 그르던 그는 욕망과 죽음을 항상 옆에 두고 살았습니다.

·

참고 문헌

1. Tobacco smoking and the risk of Parkinson disease: A 65-year follow-up of 30,000 male British doctors. Mappin-Kasirer B, Pan H, Lewington S, Kizza J, Gray R, Clarke R, Peto R. Neurology 2020 May19;94(20):e2132-e2138.

제8장. 만병통치약(Panacea)

제8장. 만병통치약(Panacea)

제목: 아스피린이 노인의 우울증 예방에 미치는 효과
(Effect of Aspirin vs Placebo on the Prevention of Depression in Older People) 1)

저자: Trial. Berk M, Woods RL, Nelson MR, et al.

결론: 노인을 대상으로 아스피린을 복용한 군과 위약을 복용한 군을 평균 4.7년 추적 조사한 결과 우울증 발생 빈도에 대한 유의한 차이는 관찰되지 않았다(P =0.54).

논문명; JAMA Psychiatry. 2020 Jun 3

나는 의술을 주관하는 아폴론과 아스클레피오스와 히기에이아와 파나케이아를 포함하여 모든 신 앞에서, 내 능력과 판단에 따라 이 선서와 그에 따른 조항을 지키겠다고 맹세한다…….(이하 생략)

- 히포크라테스(Hippocrates, BC 460~377) -

위의 글은 의과 대학생이 의사가 될 때 하는 히포크라테스 선서의 맨 처음에 나오는 문장입니다. 여기에 나오는 파나케이아는 의술의 신 아스클레피오스(아폴론의 아들)와 아픈 이들의 고통을 달래주는 여신 에피오네 사이에서 태어난 딸입니다. 그녀는 '모든 병을 낫게 하는' 만병통치의 여신이라고 합니다. 만병통치약을 뜻하는 영어 단어인 '패너시어(panacea)'는 이 여신에서 유래되었습니다.

이 만병통치약의 개념은 아주 오래 전부터 동서양 모두에 광범위하게 있었던 것 같습니다. 과거 중국에서는 수은을 만병통치약이라고 생각하여 황제들이 많이 사용하였습니다. 많은 중국 황제들이 오래 살지 못하고 젊은 나이에 사망하는 것도 수은의 부작용 때문이라고 합니다.

서양에서는 브랜디와 같은 술을 만병통치약처럼 사용하기도 하였습니다. 셜록 홈즈 소설을 보면 누군가 쓰러지거나 정신을 잃은 환자가 생기면 브랜디를 먹이는 장면이 많이 나옵니다.

과거 한국에서는 담배도 만병 통치약처럼 많이 사용되었다고 합니다. 배가 아파도, 머리가 아파도, 아이여도, 여자여도 아프다고 하면 담배를 한 모금씩 빨게 하던 적도 있었습니다. 대한민국에서는 아직도 시골의 노인이나 중증의 환자들에게 이러 저러한 이유로 다양한 만병통치약이 팔리고 있습니다. 이것을 보면 간단히 약 하나로 모든 질병을 치료할 수 있다는 생각은 뿌리치기 어려운 유혹일지도 모릅니다.

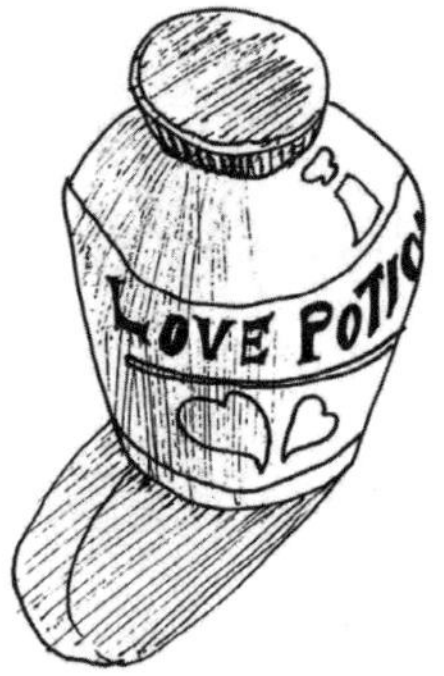

그런데 우리가 먹는 약 중에는 만병통치약에 가까운 것이 하나 있습니다. 바로 아스피린입니다.

아스피린은 기원전(BC) 1,500년 전부터 버드나무 껍질의 추출물로서 사용되어 왔습니다. 아스피린은 오래 전부터 사용하였던 신비한 약입니다. 확실히 아스피린이 다양한 증상에 효과는 있었지만 문제는 이를 그대로 사용하면 심각한 부작용이 많다는 것이었습니다. 연구 끝에 마침내 1897년 독일 바이엘사에서 부작용을 감소시킨 아세틸 살리실산(아스피린)을 합성하게 됩니다. 이후 이 약은 아직까지도 전세계에서 가장 많이 팔리고 사용되는 약 중 하나가 되었습니다.

아스피린은 매우 다양한 질환에 사용합니다. 우리가 흔하게 알고 있는 진통, 해열, 소염 효과 뿐 아니라 심근경색, 뇌졸중 등의 심혈관 질환 예방, 치매 예방, 대장암, 전립선암, 난소암 등 다양한 암 발생 위험률도 낮춘다고 합니다. 심지어는 병이 없는 건강한 사람도 노령기에 지속적으로 아스피린을 먹으면 오래 살 수 있다는 연구도 많습니다. 실지로 주변에 이런 저런 이유로 이 약을 먹는 사람이 매우 많은 것 같습니다.

그런데 이 아스피린이 또 다른 변신을 합니다. 일반적인 내과 질환이 아닌 정신의 영역인 우울증에도 효과가 있다는 연구들이 나오고 있는 것입니다. 우울증을 가진 환자에서 다양한 종류의 염증물질이 발견되고[2] 일부에서 아스피린의 투약이 우울증에 효과가 있다는 연구들도 있습니다.[3]

이 연구는 아스피린이 우울증 예방에 효과가 있는지 알아보기 위한 것 입니다. 2010년부터 2017년까지 미국과 호주의 지역 사회에 살고 있는 비교적 건강한 70세 이상의 사람을 대상으로 한 이중맹검 위약대조군 연구입니다. 무작위로 아스피린 100mg을 복용한 9,525명과 위약을 복용한 9,589명이 연구에 참여하였습니다. 연구대상자가 처음 연구 등록할 때 우울증 척도인 CES-D-10 점수를 측정하였고 매년 우울증 척도를 다시 시행하여 우울증 발생 여부를 확인합니다. 평균 4.7년을 추적 조사하였습니다.

결과는 아스피린을 복용한 군과 위약을 복용한 군 사이에 우울증 척도 점수 차이도 없고 우울증 발생율에도 차이가 없었습니다. 대규모의 다기관 다국가 연구이고 연구디자인 역시 나무랄 데 없는 매우 신뢰성이 높은 돈과 노력이 많이 든 연구입니다. 결론은 사촌이 땅을 사서 배가 아플 때 아스피린을 먹으면 배 아픈 것은 좋아져도 우울한 것은 좋아지지 않는 다는 것입니다.

어느 날 영어 잘하는 사업하는 친구가 저에게 찾아와서 물어 봅니다. 아버님이 건강 검진으로 병원에 가서 머리 MRI 촬영을 하였다고 합니다. 바쁜 의사 선생님이 짧게 설명하였는데 자기는 무슨 말인지 잘 이해가 안 된다고 합니다. 그래서 병원에서 MRI 판독지를 신청해서 받아서 보았다고 합니다. 그런데도 이 판독지가 도저히 해석이 안된다고 저에게 물어봅니다.

1. Mild ischemic change in the periventricular white matter, basal ganglia and thalamus probably due to small vessel disease.

2. Negative, MRA.

특히 두 번째 negative 가 무슨 의미인지 모르겠다고 저에게 물어 봅니다. Negative의 사전적 의미는 다음과 같습니다.

1. 부정적인, 나쁜
2. 비관적인, 소극적인
3. 부정[반대/거절]하는
4. 음전기의
5. 영[제로] 이하의, 마이너스의
6. 음성의

위의 사전에서 보듯이 네거티브(negative)라는 형용사에는 굉장히 다양한 의미가 있습니다. 의사가 아닌 일반인은 이 판독지의 네거티브라는 단어의 뜻이 저 중에 어떤 것인지 꼭 집어 내기가 어려울 수 있습니다. 이 판독지에서 네거티브의 의미는 맨 마지막 '음성의'라는 뜻 입니다. 즉 검사 결과가 음성이라는 것이지요.

그러면 검사 결과가 음성이라는 것은 무엇일까요. 우리가 검사를 하여서 어떤 병을 발견하려면 그 검사 소견이 정상과 아주 달라야 합니다. 그런데 그 검사 소견이 정상과 다르지 않다면 병이라고 할 만한 것이 없다는 것 입니다. 즉 네거티브의 의미는 '정상 대조군과 다르지 않다, 튀지 않는다'라는 의미 입니다.

아스피린이 노인에서 우울증 예방에 효과가 없다는 이 연구는 연구 방법론적으로 보았을 때는 흠잡을 데가 없는 매우 훌륭한 연구라고 할 수 있습니다. 그런데 무엇인가 섭섭합니다. 보통 연구는 무엇인가 새로운 것을 발견할 때 관심도 받고 명성도 생기지요. 물론 좋은 논문에도 실리구요. 하지만 위의 연구처럼 '연구 결과가 두 군 사이에 차이를 보이지 않는다'가 되면 새로운 사실을 밝혀낸 것이 아닙니다. 즉 이 연구는 전형적인 네거티브 스터디입니다.

네거티브라는 말은 통계학에서 기인하는 용어입니다. 두 연구

대상의 차이를 분석할 때 p값(p-value) 이라는 것을 사용합니다. 통계 처리의 신뢰도 값이라고 생각하면 되지요. 연구에서 알고자 하는 결과가 상정한 p값보다 클 때 연구 대상군 사이에 차이가 없다고 합니다. 그리고 이를 보고하는 연구를 네거티브 스터디(negative study)라고 합니다. 반면 이 값이 충분히 작으면 연구 대상군 사이에 차이가 있다고 합니다. 포지티브 스터디(positive study)가 되는 것이지요. 쉽게 말해서 어떤 차이가 있을 것이라고 열심히 연구하였는데 결과가 네거티브가 나온다고 하면 연구자 입장에서는 '새'가 되는 것이지요.

하지만 어떤 연구에서는 다른 의미로 사용되는 경우도 있습니다. 예를 들어 기존의 치매 치료제가 있는데 새로운 치매 치료제를 개발할 때는 원칙적으로 새로운 치매 약을 이중맹검을 통하여 신약을 복용하는 치매 환자군과 위약을 복용하는 치매 대조군으로 나누어서 연구를 하여야 합니다. 이런 전통적인 방법은 순전히 연구를 위하여 지금 치매가 있는 환자에게 검증된 치료약이 있음에도 불구하고 위약을 복용 시켜야 하는 윤리적인 문제가 생깁니다.

이런 문제를 피하기 위하여 기존에 효과가 있다고 검증된 약을 먹는 사람과 새로운 약을 먹는 사람을 비교하여 연구를 할 수가 있습니다. 만약 기존의 약 보다 통계적으로 효과가 뛰어나면 좋고 그렇지 않더라도 통계적으로 기존의 약보다 떨어지지 않을 정도의 차이만 나더라도 됩니다. 결과가 이렇게 나오더라도 이 약이 기존 약 정도의 효과가 있다고 할 수 있습니다. 일단 신약으로의 가치를 인정 받을 수 있게 됩니다.

이 경우 제약회사는 부작용이나 환자 편의성 등 다른 여러 이유를 만들어 기존 약물 시장에 진입할 수 있게 되지요. 이를 비열등시행연구(non inferiority trial)라고 합니다. 이 경우에는 네거티브 스터디라고 하지 않습니다.

또 어떤 연구에서는 결과가 p값이 애매하게 나오는 경우가 있습니다. 이런 경우에는 네가티브 스터디라고 하지 않고 그냥 불확정(indeterminate) 혹은 동력부족(underpowered) 연구라고 하기도 합니다.

진정한 음성(cold negative)은 잘 디자인되고, 잘 진행되었음에도 불구하고 두 군 사이에 차이가 없는 것을 말합니다. 약으로 말하면 두 약 사이에 치료 효과의 우위를 증명하지 못한 것이지요. 그럼에도 불구하고 이런 연구는 실패라고 보면 안됩니다. 네거티브 스터디도 과학이나 임상에서는 양성연구보다도 더 의미가 있을 수가 있습니다. 이런 연구가 시행되고 발표됨으로써, 다른 연구자들이 이 분야에 노력, 동물들의 희생 등 필요 없는 연구를 하지 않아도 되며, 임상가나 환자가 필요 없는 시술을 하거나 받는 것을 방지할 수가 있습니다.

2004년 황우석 연구팀은 "사이언스" 학술지에 인간 체세포를 이용한 배아줄기세포 배양에 성공했다고 발표합니다. 전세계는 이 기적과 같은 연구 결과에 환호를 보냈습니다. 하지만 여러 논란 끝에 이 논문은 조작으로 결론지어지고 황우석 연구팀은 이후 무대에서 사라져야만 하였습니다. 황우석 팀이 하였던 체세포를 이용한 배아줄기 세포는 과거부터 매우 많은 사람들에 의해서 시도되어 졌지만 모두 실패로 끝나고 말았습니다. 네거티브 연구이지요. 아무리 힘들여서 열심히 하여도 이런 연구는 학술지에서 잘 받아 주지 않습니다. 따라서 연구자들은 연구에 네거티브가 나오면 그 결과를 발표하지 않고(혹은 학술지에서 받아주지 않고) 스스로 구석에 던져 두고 잊어버리는 경우도 많습니다.

그런데 만약 다른 연구자가 본인이 하였던 거의 비슷한 그러나 실패하였던 연구를 성공하여 학술지에 실리면 대부분의 연구자는 아마도 성공한 이 연구자는 '무엇인가 본인과 다른 특별한 것이 있어서 그럴 것이다'하고 넘어 가는 경우가 많습니다.

만약 황우석 팀이 하였던 같은 연구를 다른 연구자가 열심히 하였으나 네거티브 스터디가 되었고 그래도 인정되어 좋은 학술지에 실렸었다면 연구를 성공시켰다고 생각한 황우석 팀도 이 논문을 보고 기고할 때 좀더 신중하게 다시 검토 해 볼 수도 있었을 것입니다. 즉 네거티브 스터디는 다른 유사 연구의 사기 가능성 방지에도 효과가 있습니다.

결국 과학계에서 과학의 발전을 위하여 네거티브 스터디 역시 좋은 연구로 인정해 주는 분위기가 매우 중요합니다. 포지티브가 성공이라는 방식을 버릴 때도 되었고 그런 면에서 이 연구는 의미가 있다고 생각합니다.

사족. 파나케이아 여신은 항상 습포제와 물약을 가지고 다녔다고 합니다. 이를 이용하여 아픈 사람을 치료하였던 것이지요. 습포제는 주로 타박상이나 상처 같은 곳에 염증과 통증을 줄여주었고, 물약은 주로 내상에 사용되었습니다. 하지만 시대가 지남에 따라 이 물약은 안되는 사랑도 이루어 주는 마술적인 약으로 변합니다. 1832년 도니체티의 오페라 사랑의 묘약은 이 물약이 어떻게 대중들에게 받아들여졌는지를 잘 보여줍니다. 즉 파나케이아가 만병통치약으로 변할 수 있었던 것은 불치병인 안되는 사랑도 이루지게 할 수가 있기 때문입니다. 최근 아스피린이 발기부전에 효과가 있다는 연구가 있습니다. 꾸준히 복용하면 비아그라에 준하는 효과를 가져온다고 합니다.[4] 안되는 사랑도 이루어지게 하는 아스피린 역시 만병통치약이라고 불리울 수 있을 것 같습니다.

참고 문헌

1. Effect of Aspirin vs Placebo on the Prevention of Depression in Older People: A Randomized Clinical Trial. Berk M, Woods RL, Nelson MR, et al. JAMA Psychiatry. 2020 Jun 3

2. Association of high-sensitivity C-reactive protein with de novo major depression. Pasco JA, Nicholson GC, Williams LJ, et al. Br J Psychiatry. 2010;197(5):372-377.

3. COX-2 inhibitors, aspirin, and other potential anti-inflammatory treatments for psychiatric disorders. Müller N. Front Psychiatry. 2019;10:375

4. Antiplatelet(aspirin) therapy as a new option in the treatment of vasculogenic erectile dysfunction: a prospective randomized double-blind placebo-controlled study. Bayraktar Z, Albayrak S. Int Urol Nephrol. 2018 Mar;50(3):411-418.

제9장. 바른 생활

제9장. 바른 생활

제목: 건강한 생활 습관이 알츠하이머병 발병 위험성에 미치는 영향
(Healthy lifestyle and the risk of Alzheimer dementia: Findings from 2 longitudinal studies).1)

저자: Dhana K, Evans DA, Rajan KB, Bennett DA, Morris MC.

결론: 저자들은 비흡연, 운동, 적절한 음주, 식사, 적절한 인지활동 5가지를 건강한 생활 습관으로 정하고 이를 점수화 하여 2,765명을 약 6년간 추적한 결과, 건강생활지수가 높을수록(바른생활을 할수록) 알츠하이머 발병이 낮았다.

논문명: Neurology. 2020 Jun 17:10.

최근 급격한 수명 증가와 더불어 알츠하이머병에 걸린 환자들이 급속하게 늘어갑니다. 하지만 이에 반하여 치료 약제 개발은 오랫동안 답보 상태에 빠져 있습니다. 알츠하이머병 발병 후 획기적인 치료가 제한된 현실에서 병이 발병하기 전에 이를 예방하거나 늦출 수 있는 역학 연구 등이 최근 많이 발표되고 있습니다. 특히 일상 생활에서 매일 이루어 지는 생활 습관과 알츠하이머병 발병과의 연관성이 주목 받고 있습니다.

생활 습관은 유전적인 요인과 달리 우리가 이것을 조절할 수 있

다는 점에서 의의가 있습니다. 그런데 어떤 특정의 개별적인 생활 습관에 대한 연구는 많이 있지만 위의 연구처럼 여러 생활 습관을 세트로 묶어서 한 연구는 많지 않습니다.

저자들은 1993년부터 시작된 'Chicago Health and Aging Project(CHAP)' 중 이 연구 조건을 충족시키는 1,845명과 1997년부터 시작된 'Rush Memory and Aging Project' 중 920명을 대상으로 약 6년간 추적해 코호트 연구의 메타분석을 하였습니다.

저자들은 기존의 여러 연구를 통하여 치매에 영향을 줄 수 있는 생활 습관 5가지를 선택하여 "예, 아니오"로 점수화 하였습니다.

첫 번째는 마인드(MIND, Mediterranean-DASH Diet Intervention for Neurodegenerative Delay) 식이 여부입니다. 이것은 지중해식 식단과 고혈압(DASH) 식단이 혼합된 것으로, 인지 능력 감퇴를 늦추는데 도움이 되는 다이어트 요법이라고 알려져 있습니다. 주로 견과류, 생선, 올리브 등 두뇌 건강에 좋은 메뉴로 구성됩니다.

두 번째는 신체운동 여부입니다. 구조화된 질문지에 연구대상자가 지난 2주간 운동량을 기입하고 이를 이용하여 결정합니다.

세 번째는 흡연 여부 입니다. 면담을 통하여 현재 흡연을 하는지 안 하는지 결정합니다.

네 번째는 인지활동 여부 입니다. 역시 구조화된 설문지를 통하여 지난 1년간의 활동을 기록하고 이를 통하여 결정합니다.

다섯 번째는 적절한 알코올 섭취 여부입니다. 이들 결과를 이용하여 ❶ MIND 식이 점수가 40% 이상 ❷ 인지 활동 40% 이상 ❸ 현재 비흡연 ❹ 적어도 1주일에 150분이상의 중등도 이상의 신체운동 ❺ 적절한 음주(여자는 하루에 1-15g, 남자는 하루에 1-30g 즉 여자는 하루에 한잔, 남자는 하루에 2잔 정도)를 각 1점으로 건강생활점수(healthy lifestyle score)를 계산합니다(0-5점).

연구자들은 연구대상자를 6년간 추적 조사 하면서 알츠하이머병이 얼마나 발생하는지를 확인하였습니다. 이 결과를 이용하여 연구가 시작될 때 연구자의 건강생활점수가 알츠하이머병 발병에 얼마나 기여하는지를 '콕스비례위험 모델(Cox proportional hazards model)'을 사용하여 위험비를 구하였습니다. 또한 연구결과의 신뢰성을 검증하기 위하여 다양한 민감도 검사를 시행하였습니다.

결과는 2,765명을 약 6년간 추적한 결과 608명이 알츠하이머병이 생겼습니다. 건강생활 점수가 0-1인 군에 비하여 2~3인 군이 치매가 생길 위험이 37% 감소(위험비 0.73)하였고 4~5인 군은 60% 감소(위험비 0.40) 하였습니다.

결론은 '바른 생활 습관은 알츠하이머병 발생위험을 상당히 낮출 수 있다. 힘들고 재미 없게 살면 치매가 잘 안 생긴다'입니다.

이 논문은 바른 생활 습관을 가지면 치매가 적게 생긴다는 너무나 뻔해 보이는 연구입니다. 사람들은 건강하게 오래 살고 싶은 욕망을 가지고 있습니다. 어떻게 하면 건강하게 오래 살 수 있을까를 알기 위하여 제일 먼저 돌아 보는 것이 건강하게 오래 사는 사람들이 다른 사람과 어떤 차이가 있는지를 관찰하는 것입니다. 결국 좋은 식사, 적절한 운동, 적절한 음주, 비흡연, 적절한 머리쓰기 등이 치매 예방에 좋다는 결과를 도출합니다.

그런데 진짜 이런 바른 생활 습관이 치매 예방의 원인인지 아니면 결과인지의 인과 관계를 알기 위해서는 좀 더 복잡하고 힘든 연구를 하여야 합니다. 즉 이 병이 생기기 전 어떤 시점에서 시작하여 이런 습관을 가진 사람과 안 가진 사람을 오랜 시간 추적하여 각 군에서 어떤 결과가 나오는 지 알아야 됩니다. 연구가 시작하는 시점에 치매는 아니지만 병이 이미 시작된 무증상 환자들

바른 생활

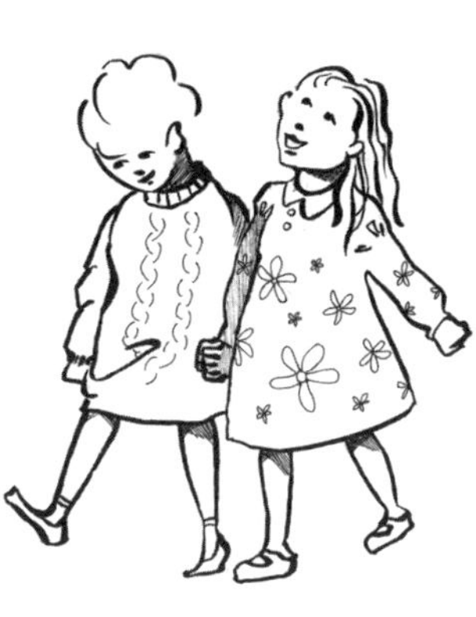

이 포함되면 안되기 때문에 이들이 배제되도록 충분기간 추적해야 합니다. 한마디로 돈과 노력이 매우 많이 드는 연구입니다.

아무리 뻔해 보이는 연구라도 이것을 실증하는 연구이기 때문에 가치가 있습니다. 좋은 논문에 실릴 가치가 있는 것이지요. 이런 연구에서 좀더 결과의 신뢰성을 담보하기 위해서는 많은 사람을 대상으로 하는 것이 좋지만 연구대상자 숫자를 늘리는 것은 매우 힘듭니다.

그래서 저자들은 메타분석 연구를 하였습니다. 메타분석은 동일하거나 유사한 주제로 연구되어진 많은 연구물들의 결과를 객관적으로, 그리고 계량적으로 종합하여 고찰하는 연구방법을 말합니다. 즉 메타분석은 문헌연구가 갖는 제한적인 여러 가지 한계를 넘어서 개별 연구결과들을 통계적으로 통합 또는 비교하여 포괄적이고 거시적인 연구 결론을 이끌어 낼 수 있는 연구방법이지요. 하지만 그러기 위해서는 각기 다른 논문들이 연구 방법론 등이 유사해야 합니다.

하지만 메타분석하는 제삼자가 이러한 동질성을 정확하게 파악하기 힘듭니다. 논문들마다 숨은 사연이 있는데 자기가 직접 그 연구에 참여하지 않았으면 그 사적이고 미묘한 사연을 알 수가 없습니다. 많은 논문을 분석하면 할수록 이런 문제점은 점점 커집니다. 잘못하면 사기에 가까워 질 수가 있습니다.

이 연구는 딱 2개의 논문만 메타분석을 하였습니다. 메타분석이라고 하기에는 좀 거시기 합니다. 하지만 이 연구의 저자는 이 두 연구에도 공동 저자 중에 한 명 입니다. 즉 내부자가 하는 것이지요. 따라서 이 메타분석 연구에서는 연구 대상자의 숫자는 크게 늘리지는 못하였지만 일반화 할 때 생기는 동질성의 문제가 최소화 될 수 있습니다. 데이터의 신뢰도가 높아질 수밖에 없지요. 덧붙여서 이 논문은 연구 결과의 신뢰성 높이기 위하여 또 다른 장치를 합니다.

오래 전 제 친한 친구가 따라 다니던 여자가 있었습니다. 문제는 그 여자가 만만치 않았습니다. 그렇지만 제 친구는 열 번 찍어서 안 넘어가는 나무 없다는 신념으로 열심히 그녀에게 구애를 하였습니다. 그러던 어느날 제 친구가 들뜬 목소리로 저에게 전화하였습니다. 그녀가 드디어 그의 비싼(?) 반지를 받아들인 것입니다. 그들은 너무 행복해 하였습니다. 그런데 한동안 행복해 보였던 제 친구가 어느 순간부터 점점 얼굴이 어두워져 갔습니다. 제가 무슨 일이 있었는지 궁금해서 물어보았습니다 . 그러자 제 친구가 털어 놓았습니다. 처음에는 너무 행복하였는데 결혼을 앞두고 그녀가 끊임 없이 그에게 물어 본다고 합니다.

여 : 자기 내가 이쁘지 않았더라도 나를 사랑하였을까?
남 : 당연하지, 나는 무조건 당신 뿐이야.
여 : 자기 내가 나이가 들어도 사랑할 거야?
남 : 그걸 말이라고 해.
여 : 자기 만약 우리 부모가 지금 보다 형편이 나빠도 사랑하였을까?
남 : 너무 당연한 이야기를 왜….
여 : 자기 내가 직장 안 다니고 살림만 해도 사랑할 거야?
남 : 응…….. 당 ..연하지….
여 : 만약 신용불량자라도?
남 : 그럼.. …
여 : 자기 내가 애 안 낳고 살아도 사랑할거야?
남 : 응 ….. 그러긴 한데… 우리 이런 이야기는 천천히 하자.
여 : 자기…. ?
남 : ….(딴 데 쳐다보고 딴 청 부림)

결국 제 친구는 그녀와의 결혼을 포기하게 됩니다. 그녀가 제 친구에게 요구하였던 것은 무엇일까요? 남자는 끊임 없는 불굴의 노력 끝에 자기가 사랑하는 여자에게 값비싼 반지를 선물하고 사랑을 쟁취하였습니다. 남자는 여자가 반지를 받아 들이는 순간 모든 것은 끝났다고 생각했지요. 바구니 안에 물고기를 넣었다고 생각할 수가 있습니다.

우리는 연구에서 적절하다고 생각되는 방법으로 원하는 어떤 최적의 결과를 얻게 되면 그것으로 끝났다고 생각할 수가 있습니다. 하지만 이 연구를 읽어보는 독자, 다른 연구자 혹은 그 연구를 한 사람 조차 관연 이 결과가 탄탄한지(신뢰성 있는지, robust)를 알고 싶을 수 있습니다. 이때 사용하는 방법을 민감도 분석이라고 합니다. 민감도 분석은 기본적으로 "중요 변수나 가정이 바뀐다면(what-if-the-key-inputs-or-assumptions-changed) 어떻게 될 것인가"라는 질문입니다.

사실 이런 분석 방법은 투자나 경영에서도 많이 사용됩니다. 큰 투자를 하려고 하는데 '만약 우리가 데이터를 분석하는 방법을 바꾼다면 결론이 달라지는가'하는 것을 알고 싶은 것이지요. 만약에 이런 민감도 분석을 하였는데도 결과가 비슷하게 나온다면 다른 변수나 모델, 방법 등이 결론에 큰 영향을 주지 않는다는 것을 보여 줍니다. 이런 경우 결론이 탄탄하다(robust)라고 말 할 수가 있습니다. 연구의 결론이 우리에게 미치는 영향이 큰 연구일수록 이런 민감도 검사를 권장하지만 2012년 연구에 의하면 최고의 의학논문에서 조차 민감도 분석을 같이 한 경우가 26.7%에 불과하다고 합니다. 아주 권위 있는 논문에서 조차 연구 결과에 대한 안정장치가 미흡한 것이지요. 이 연구는 건강생활습관이 알츠하이머병 발병 위험성을 낮추어 준다는 자신들의 가정을 도출하는데 그치지 않고 다른 여러 위험 인자나 연구 방법을 바꾸어 분석하여도 비슷한 결과가 나오는 것을 보여 줍니다. 저자들의 결과와 결론이 유효함을 강하게 어필하는 것입니다. 이 논문은 교과서적인 논문의 형식을 보여 줍니다.

여자들은 아무리 비싼 반지를 선물 받아도 그것으로 끝났다고 생각하지 않습니다. 그 선물을 대가로 그녀가 한 약속의 중요성을 놓치지 않습니다. 그래서 그녀는 남자에게 틈만 나면 민감도 분석을 시도합니다. 우리 집이 형편이 어렵더라도, 내가 직장을 다니지 않더라도, 내가 안 예뻐져도, 내가 나이가 들어도, 내가 직장을 다니지 않아도, 내가 애를 낳지 않아도… 라는 변수를 끊임없이 바꾸면서 분석을 시도합니다. 즉 남자가 반지를 자신에게 주었을 때의 생각이 바뀌지 않았는지를 시험합니다. 일종의 약속에 대한 탄탄함(robust)을 확인하고 싶은 것이지요. 남자가 물고기를 바구니에 담았다고 생각하는 그 순간, 그리고 그 방심하는 순간, 그 물고기는 다시 바다로 돌아갈 길을 끊임없이 돌아보고 있는 것입니다. 그래서 여자에게 이런 질문을 받았을 때는 남자는 아무 생각없이(영혼이 없지만 영혼을 깃들여서), 진짜로 일초도 망설임 없이 큰 소리로 외쳐야 합니다. "당연하지………"

사족. 오늘 이야기를 한마디로 정리하면 '바른 생활을 하면 치매가 잘 안생긴다'는 이야기 입니다. 그런데 갑자기 저는 바른 생활이 무엇인지 궁금해졌습니다. 그래서 네@버 지식인에서 바른 생활에 대해서 검색해 보았습니다(인터넷에 그대로 따온 것이라 비문이 많은 것을 이해해주시기 바랍니다).

질문 : "항상 어른들이 바른 생활해라.. 바른 어린이가 되어라 라고 말씀 하시잖아요. 대체 그 바른생활이 뭘 어떻게 하는거죠. 정말 이해할 수 없네요. 도통 어른들의 생각은."

답 : ❶ 어른들 말씀에서 바른 어린이란 것은 아마도 굳이 공부하거나 학습하지 않아도 알 수 있는 보편적인 도덕적 관점에서의 행동을 뜻하는 것입니다. 남의 것을 탐하지 말고 어려운 사람을 측은해 하고 돕는 그런 마음과 행동 말이지요. ❷ 저 같은 사람입니다. ❸ 어른들의 말을 잘 듣는 어린이가 바른 어린이 입니다. ❹ 공부 잘 하는거.

여러분은 바른 생활이 무엇이라고 생각하십니까? 저는 왠지 ❷

번이 답처럼 느껴집니다. 사람은 자기와 비슷한 행동을 하는 사람을 좋아하지요. 알게 모르게 비슷한 생각, 행동하면 좋은 것이고 그런 것이 바른 것처럼 보입니다. 그래서 예전부터 '가재는 게 편'이라고 하지 않았나 생각해 보았습니다. 물론 아주 개인적인 생각입니다.

참고 문헌

1. Healthy lifestyle and the risk of Alzheimer dementia: Findings from 2 longitudinal studies. Dhana K, Evans DA, Rajan KB, Bennett DA, Morris MC. Neurology. 2020 Jun 17:10.

제10장. 내 남편 뇌 속에 있는 테러리스트

제10장. 내 남편 뇌 속에 있는 테러리스트

제목: 루이소체 치매 치료 약제에 대한 무작위 대조군 네트워크 메타분석 (Treatment Options for Dementia with Lewy Bodies: A Network Meta-Analysis of Randomised Control Trials) 1)

저자: Tahami Monfared AA, Desai M, Hughes R, Lucherini S, Yi Y, Perry R.

결론: 기존에 발표된 루이소체 치매의 무작위 대조군 치료 연구 결과를 네트워크 메타분석한 결과, 통계적 유의성이 확인 되지는 않았지만 도네페질이 가장 유용하였다.

논문명: Neurol and Therapy 2020 Jun 3.

로빈 윌리엄스의 매니저는 계속 그를 찾았지만 연락이 되지 않았습니다. 매니저가 그의 집으로 직접 찾아왔으나 역시 인기척이 없어 결국 문을 따고 들어갔습니다. 로빈 윌리엄스는 죽은 상태로 발견되었습니다. 2014년 8월 11일 아침 11시 45분 이었습니다.

제가 좋아 하던 로빈 윌리엄스 사망한지 6년이 되어갑니다. 그는 국내에서는 배우로만 알고 있는 사람이 많지만 사실은 탁월한 코미디언이기도 하였습니다. 특히 스탠드업 코미디에 뛰어난 재능이 있어 이것으로 대중적인 인기를 얻기 시작하였다고 합니다. 그의 영화가 대부분 유쾌한 것은 이런 코미디에 기반을 두었기 때문일 것입니다. 대중들에게 성공과 밝은 이미지였던 그가 돌연 자살을 하였습니다. 충격 그 자체일 수밖에 없었습니다. 신체적으로나 정신적으로 아무런 문제가 없는 것처럼 보였던 로빈은 2013년 10월부터 변비, 배뇨장애, 속쓰림, 불면, 후각장애, 스트레스 등 다양하고 사소한 신체적 이상을 느낍니다. 가끔 왼쪽 손에 미세한 경련이 간헐적으로 생깁니다. 의사는 로빈의 다양한 그러나 사소해 보이는 증상에 여러 처방을 합니다.

문제는 로빈의 반응입니다. 그는 예전과 달리 단순한 복통에도 극심한 불안과 공포를 보였습니다. 같이 사는 부인은 한번도 남편의 이런 모습을 본 적이 없었습니다. 그녀는 그의 이런 과도한 심리적 반응에 그가 건강 염려증이 생기지 않았나 의심할 정도 였습니다. 그가 자살하기 전 10개월 동안 이런 비특이적 신체적 증상이 점점 늘어 갔습니다. 뿐만 아니라 망상, 편집증, 불면증 등이 새로 나타나거나 심해졌습니다. 특히 그와 그의 가족에게 문제가 되었던 것은 극심한 불안과 공포입니다. 부인은 그의 이런 극심한 증상들이 전혀 근거가 없다고 생각하여 이를 그에게 설득하려고 노력하

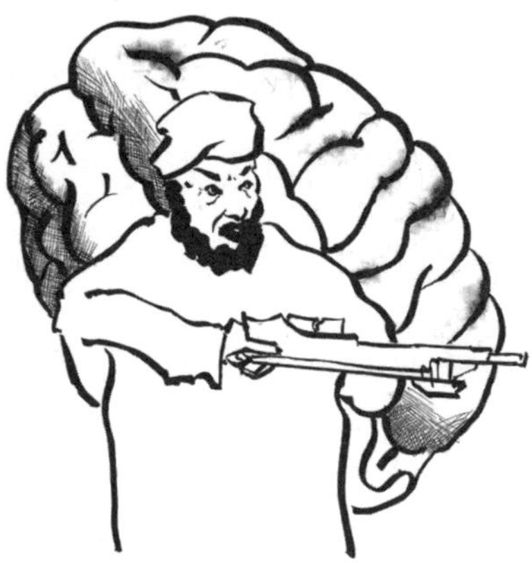

였으나 소용이 없었습니다. 결국 이를 치료하기 위하여 로빈은 정신치료(psychotherapy) 및 여러 항불안제를 복용해야만 하였습니다. 하지만 이 증상들은 일반 항불안제로도 조절되지 않아 항정신병 약물까지 복용하게 되었습니다. 항정신병 약을 복용 후 일부 증상은 좋아졌지만 여러 예측하지 못하는 약물 부작용이 나타났습니다. 그는 처방받는 다양한 약에 대해서 매우 민감하였으며 그 반응을 예측하기 힘들었습니다. 사망 3개월 전에는 급격히 인지기능이 나빠져 그는 영화 대본 한 줄을 외우기 위해 필사적으로 노력해야 했습니다. 로빈은 인지기능의 손상이 진행되는 중에도 자신이 서서히 망가져 가는 것을 알고 있었고 그것을 보아야만 하였습니다. 그는 "자신의 뇌에 어떤 문제가 생겼다, 그래서 이 뇌를 재부팅하고 싶다"고 이야기하며 이 병을 극복하고자 하였습니다. 그는 이런 수 많은 문제 때문에 여러 의사를 전전하며 그 원인을 찾기 위하여 끊임 없이 피 검사와 뇌영상 촬영을 하였지만 그 결과는 항상 "이상이 없다"였습니다. 하지만 점점 이들 부부는 "이상이 없다"는 이 말이 구원으로 들리는 것이 아니고 진짜로 무언가 "이상하다"라는 느낌에 불안해 하였습니다.

사망 2달 반 전인 2014년 5월 28일이 되어서야 결국 그는 파킨슨병 진단을 받았습니다. 하지만 이미 이때는 그의 얼굴은 굳어져 있었고, 걷기도 힘들었으며, 대화도 쉽지 않았습니다. 그는 어떤 때는 멀쩡하다가 갑자기 의식이 혼탁해지는 증상이 수시로 나타났습니다. 하지만 이들에게 가장 힘든 것은 반복되는 공황장애, 공포 등의 신경정신 증상이었습니다. 그녀는 마치 테러리스트가 그녀의 남편의 뇌 속에서 여기 저기 다니면서 그를 괴롭히는 것 같았다고 합니다.

그렇게 고통스러운 시간을 보내던 중 자살하기 1주일 전부터 신경정신 증상이 갑자기 좋아졌다고 합니다. 평화가 온 것 같았다고 합니다. 8월10일 저녁 로빈은 잠자리에 들면서 부인에게 "Goodnight, my love"라고 하였고 부인도 "Goodnight, my love"라고 하였습니다. 그리고 그는 다음날 자살하였습니다. 그가 사망하고 3개월이 지나서야 그의 부인인 수잔 윌리엄스는 루이바디 소체라는 이상 병변이 남편의 뇌에 광범위하게 있다는 부검 보고서를 받게 됩니다.

이 논문은 퇴행성 치매 중 알츠하이머병 다음으로 흔한 루이소체 치매 환자에서 어떤 치료 약물이 효과가 있는지 알기 위해서 기존의 논문을 네트워크 메타분석한 것입니다.

루이소체 치매에 대한 특효약은 아직까지 알려지지 않은 상태입니다. 당장 새로운 연구가 어렵기 때문에 기존의 루이소체 치매에 대한 다양한 약물 연구에서 유의한 것들을 모아 다약제에 대한 네트워크 분석을 시행하였습니다. 다양한 루이소체 치매 치료 약물 연구에서 포함된 도네페질 3mg, 도네페질 5mg, 도네페질 10mg, 메만틴, 쿠에타핀, 리바스티그민, 6개 군의 효과를 비교하였습니다. 이 연구에서 저자들은 도네페질 5mg, 10mg이 가장 효과가 있다고 결론을 내립니다. 하지만 논문을 잘 보면 이 약의 효과가 통계적으로 유의하지는 않았습니다. 저자는 결론을 내리지만(애매하게) 이 논문의 결과는 네거티브(negative) 스터디, 혹은 언더파워(underpowered) 스터디 입니다(7장 참조).

이 연구는 얼핏 보면 도네페질이 루이소체 치매 치료에 유의하게 효과가 있는 것처럼 착각하게 만듭니다. 논문의 맨 마지막 연구

지원항목을 보니 도네페질을 만드는 제약사의 후원을 받았다고 쓰여져 있습니다.

결론은, '논문은 끝까지 보고 결정해도 늦지 않는다. 어째 논문을 고르던 중 도네페질 홍보 논문에 낚인 것 같다. 다음부터는 논문을 볼 때 뒤에서부터 읽어야 하겠다'입니다.

루이소체는 뇌신경세포 내 비정상적으로 인산화된 신경섬유 단백질 및 유비퀴틴(ubiquitin)과 알파시누클레인(alpha-synuclein)이 응집된 이상 물질입니다. 이것은 루이소체 치매 뿐 아니라 파킨슨병에서도 관찰되며 이들 병을 병리적으로 진단(뇌 부검)할 때 필수적인 병리 소견입니다. 때문에 파킨슨병과 루이소체 치매는 임상적으로나 병리학적으로 유사한 질환이라고 생각됩니다. 다만 임상적으로 파킨슨 병이 몸이 굳는 등의 운동 증상이 먼저 나타나는 데 반하여 루이소체 치매는 치매가 먼저 나타나게 됩니다. 이 루이소체 치매는 퇴행성 치매 중에서는 알츠하이머병 다음으로 흔한 질환이지만 의외로 한국 사람은 이 병을 잘 모릅니다. 미국만 하더라도 1천 5백만 명에 이르는 사람들이 루이소체 치매를 앓고 있다고 하는데 아직도 우리나라는 환자 수가 얼마나 되는지 제대로 파악조차 되지 않고 있습니다. 하지만 임상을 하는 제가 종종 이 병을 가진 환자를 마주치는 것으로 보아 이 병이 상당히 많지만 우리나라에서는 진단이 잘 되지 않는 듯 합니다. 루이소체 치매는 알츠하이머 치매에서 보이는 인지 장애 증상(기억력 장애, 공간감각 저하, 사물 인식능력 저하 등)와 파킨슨병의 운동 장애 증상(느린 동작, 손 떨림, 몸이 뻣뻣해 지는 증상, 보행 및 균형장애)이 동시에 수반되는 특이 질환입니다. 또한 의식 및 인지기능의 심한 기복, 환시, 피해망상과 수면장애(꿈을 꾸다가 소리를 지르거나 꿈을 꾸면서 꿈의 내용대로 움직이는 증상)가 많이 나타납니다. 이런 이상행동을 조절하기 위하여 정확한 진단 없이 항정신병 약물이 처방되기도 하는데, 루이소체 치매 환자는 이 약제에 매우 민감한 반응을 보여 혼수상태에 이르기도 합니다. 뿐만 아니라 로빈 윌리엄스와 같이 처음 증상이 치매나 운동 장애가 아닌 변비, 어지러움증, 불안, 우울증과 같이 매우 비특이적인 내과적 정신과적 증상으로 시작되는 경우가 많습니다. 실제로 로빈 윌리엄스도 초기에 제대로 진단을 받지 못하였습니다. 끝없는 피 검사와 영상 검사 후 정상이라는 진단은 이 부부를 구원하는 것이 아니라 좀 더 무서운 미궁으로 빠트린 것이지요. 특히 초기부터 보였던 불안과 공포 등의 정신과적 증상은 단지 그가 과거에도 우울증 경력이 있다는 이유로 이 증상들의 의미를 제대로 평가하지 않은 것으로 보입니다. 로빈 윌리엄스가 겪었던 이런 증상에 대한 초기 평가 혼란에 대해서 그의 부인은 불편한 심정의 일단을 신경학(Neurology) 학회지에 기고합니다.[2) 당연히 초기에 그를 치료하였던 정신과에서는 이런 상황이 불편하였고 그에 대한 약간의 논쟁도 있었던 것 같습니다. 어차피 고칠 수 없는 병이고 너무나 고통스러운 병이기 때문에 자살도 그 인간의 자유의지로서 존중해주어야 한다는 일각의 볼멘 목소리도 있던 것이지요.

로빈 윌리엄스에게 아카데미 상을 안겨준 1997년 '굿 윌 헌팅(Good Will Hunting, 1997, 감독 구스 반 산트 주연 맷 데이먼, 로빈 윌리엄스)'은 상처받은 천재 학생 윌(맥 데이먼)과 심리학 교수 숀(로빈 윌리암스)의 이야기입니다. 윌은 모든 분야의 천재이지만 어릴적 학대로 인하여 사람과 사회에 가까이 가지 못하는 마음의 상처를 숨기고 있습니다. 그는 끊임없이 자신의 행동을 정당화하고 남을 조롱하지만 실지로는 조금이라도 상처를 받을 것 같으면 버림받기 전에 스스로 버려지려고 노력하는 듯 보입니다. 일종의 유기공포(fear of abandonment)를 가지고 사는 것 입니다. 이 영화는 숨겨진 상처와 고통을 받고 있는 윌과 이를 이해하고 손을 내밀려고 하는 숀과의 치열한 이야기입니다. 다음은 전쟁과 같았던 영화의 마지막 장면입니다.

"네 잘못이 아니야(it's not your fault)"
"알아요."(윌은 퉁명스럽게 답한다)
"윌, 네 잘못이 아니야(it's not your fault)"(숀은 온화하면서 단호한 말투로 거듭 말한다)
"네, 알아요, 안다구요"
"아니, 넌 몰라. 윌.. 네 잘못이 아니야(it's not your fault)."

결국 숀이 상처 받은 윌에게 말한 세번째 "it's not your fault"라는 말에 윌은 울고 맙니다. 제가 보았던 영화 대사 중 가장 감동적인 대사 중에 하나입니다. 극중의 주인공도 영화를 보는 저도 위로와 치유가 되는 말입니다.

하지만 정작 현실 세계에서 로빈 윌리엄스는 이 말을 들을 수가 없었습니다. 계속되는 공포, 불안, 스트레스 등이 쏟아져 오지만 "이것은 마음의 문제야" "너는 이길 수 있어"라는 주변의 말에 혼자 고민하는 과정에 그는 점차 무너져 갑니다. 이들 부부는 갑자기 맞닥트린 이 상황이 무엇인지 알 수가 없었습니다. 그냥 검사 결과가 정상이라는 말만 들었어야 합니다. 맞습니다. 그의 부인인 수잔 윌리엄스는 그가 죽고 나서야 이 병을 열심히 공부하였다고 합니다. 그녀는 이 병이 특효 약도 없고 시간이 지남에 따라 더 큰 고통이 나타날 지도 모른다는 것을 이해하고 있습니다. 미리 알아도 할 수 있던 것은 아무 것도 없었는 지도 모릅니다. 하지만 그녀가 진정으로 원하였던 것은 왜 그때 로빈이 이런 고통을 겪어야 하는지를 설명 받고 싶었던 것 입니다. 그들은 단지 사실을 알고 싶었던 것 뿐 입니다.

저는 이제는 고인이 된 로빈 윌리엄스에게 지금 이 말을 해드리고 싶습니다.

"It's Not Your Fault."

참고 문헌

1. Treatment Options for Dementia with Lewy Bodies: A Network Meta-Analysis of Randomised Control Trials. Tahami Monfared AA, Desai M, Hughes R, Lucherini S, Yi Y, Perry R. Neurol Ther. 2020 Jun 3

2. The terrorist inside my husband's brain. Williams SS. Neurology. 2016 Sep 27;87(13):1308-11.

제11장. 내 남편 뇌 속에 있는 테러리스트(2) :
내일 태양이 떠오를 확률은?

제11장. 내 남편 뇌 속에 있는 테러리스트(2): 내일 태양이 떠오를 확률은?

장면1

1961년 1월 24일, 미국 노스캐롤라이나주 골즈버로 상공에서 24시간 공중 비상대기 중이던 미 공군 B-52 폭격기가 내부 연료 누출로 추락하였습니다. 군사 훈련 중에 일어난 통상적인 사고처럼 보였지만 문제는 이 비행기에 수소 폭탄 2개가 탑재되어 있다는 것입니다. 냉전 때 항상 하던 대로 사고 당일 날 미국 전역에서 수십 대의 폭격기들이 실제 핵폭탄을 탑재한 채 평화롭게(?) 공중에서 임무를 수행하고 있었습니다. 추락한 B-52기는 이중 한대 였습니다. 승무원들은 2,700m 상공에서 비행기로부터 탈출하였습니다. 이들이 탈출한 이후 추락하는 비행기에서 수소폭탄 2기가 모두 분리되어 떨어져 나왔습니다. 이중 하나는 낙하산이 펼쳐진 상태로 지상에 떨어져 경미한 손상을 입는데 그쳤습니다. 하지만 나머지 하나는 낙하산이 펼쳐지지 않아 그대로 자유 낙하하여 지상에 충돌합니다. 다행히 이것은 떨어트리면 그냥 터지는 재래식 폭탄이 아니어서 폭발하지는 않았습니다. 하지만 음속(340m/s)에 근접한 속도로 지상에 떨어지면서 지하 깊숙이 파고 들어가서 회수가 불가능했습니다. 결국 미군은 차선책으로 폭탄 추락 지점 주변의 땅을 매입 후 민간인 출입을 통제하였습니다. 미군은 지금까지도 이 지역에 방사선이 나오는지 점검하고 있다고 합니다.

장면2

1966년 1월 17일 스페인 지중해 해안 동네 팔로마레스에서 수소폭탄 4개를 탑재한 미국 공군의 B-52G와 공중 급유기가 9,450m 상공에서 충돌합니다. 4개의 수소폭탄 중 세 개는 육지에서 발견되었습니다. 하나는 비교적 온전한 상태로 강가에서 발견되었습니다. 두 개는 지상에 충돌하면서 핵폭발이 일어나지는 않았지만 기폭장치 등의 재래식 폭약이 폭발하였습니다. 이 폭발로 폭탄에 들어 있던 방사능 물질들이 이 지역을 오염시켰습니다. 그런데 더 큰 문제는 행방불명이 된 나머지 수소폭탄 1개 였습니다. 이것이 근처 바다에 떨어졌을 것이라고 추정은 되었지만 필사적인 미국과 스페인 해상 탐사에도 불구하고 찾을 수가 없었습니다. 해군은 탐색이 더 이상 어려워 수색 포기를 존슨 대통령에게 건의하였습니다. 그러나 대통령은 끝까지 이를 찾을 것을 지시합니다. 결국 1966년 4월 7일 지중해 심해에서 이 수소폭탄을 인양하게 됩니다.

이번 장은 제 8장의 논문을 다시 소재로 하였습니다. 저번 장에서 쓴 것 말고 하고 싶은 이야기가 많이 남아 있기 때문입니다. 저번 장에서 소개한 연구는 지금까지 연구되었던 루이소체 치매 치료에 사용되는 약물 대한 메타분석 입니다. 여러 유사한 주제의 논문을 메타분석 할 때 관심 있는 두 군을 직접 비교한 그리고 연구 디자인이 유사한 무작위배정 임상시험(randomozed controlled trial, RCT)들이 많이 있다면 가장 이상적입니다. 이 책에서 이미 이런 좋은 논문들을 많이 소개하였습니다. 하지만 우리가 원하는 두 군을 직접 비교한 무작위배정 임상시험이 없거나 충분하지 않는 경우도 많이 있습니다. 예를 들어 허가 승인을 위한 임상시험에서 신약은 대부분 위약(placebo) 또는 표준치료제(standard care)와 비교하게 됩니다. 대부분 표준치료제는 개발된 지 오래된 약 즉 라이선스가 끝난 약인 경우가 많습니다. 그런데 우리가 원하는 것은 새로 개발한 신약이 최근에 개발되어서 현재 많이 사용되고 있는 약 즉 활성대조군(active control treatment) 보다 효과가 좋은 지 알고 싶은 것입니다. 하지만 여러 이유로 이런 비교 연구는 쉽지 않습니다. 또한 국가마다 관심있는 대조군이 다를 수 있으므로 동일한 적응증에 대해 많은 치료법을 하나의 임상시험에서 모두 고려하는 것은 실제로 불가능합니다. 우리가 알고 싶은 것은 어떤 질환에서 다양한 약제들 중 어떤 것이 더 효과가 있는지를 알고 싶은 것이지만 문제는 다양한 약제를 서로 직접 비교한 연구 데이터가 상대적으로 부족합니다. 그런데 이론적으로는 A와 B를 비교한 논문이 있고 B와 C를 비교한 논문이 있다면 A와 C 역시 비교할 수가 있습니다. 이렇게 관심 있는 두 군간 직접 비교가 없는 경우, 간접 비교와 혼합 비교 방법을 사용하고자 하는 방법이 네트워크 메타분석 방법입니다. 즉 직접적인 비교 연구가 부족하기 때문에 동일한 약효로 임상 현장에서는 사용되고 있는 여러 치료약들에 대한 간접(indirect) 비교가 요구되게 됩니다. 이에 따라 기존의 직접 비교 뿐만 아니라, 실제로 수행하지 않았지만 논리추론에 따른 간접적 비교도 메타분석에 포함할 수 있도록 개발된 것이 바로 네트워크 메타분석입니다. 이때 전문가 의견과 같은 외부 정보를 자료의 취합에 이용할 경우는 '베이지안 네트워크 메타분석법'을 사용하고 외부 정보를 이용하지 않는 경우는 '전통적 네트워크 메타분석법'을 하게 됩니다. 이 연구는 베이지안 메타분석법을 고려하였으므로 외부 정보를 이용한 분석이라고 생각하면 되겠습니다. 쉽게 말하면 기존의 정보를 적극적으로 수용하는 주관적인 관점이 고려된 것입니다.

위의 두 재앙적인 상황에서 각광을 받게 된 분야가 무엇일까요? "18세기 천재 수학자 라플라스(Laplace)는 지구가 생성된 이래 45억년 동안 해가 떠왔다고 하면 내일 해가 뜰 확률이 얼마일까?"라는 도발적인 질문을 합니다. 이 이야기는 "동전을 100번 던져서 앞면이 나왔다면 101번째 동전을 던진다면 앞면이 나올 확률은 무엇일까?"라는 질문과 같은 것입니다. 답은 무엇일까요? 어떤 사람은 1/2(50%), 어떤 사람은 1(100%), 또 어떤 사람은 101/102(99%)라고도 합니다. 이 모든 것이 답이 될 수도 있습니다. 문제는 "왜?"이지요. 세상은 어떤 원인을 알고 있다면 결과를 예측하는 것은 비교적 쉽습니다.

하지만 어떤 현상(결과)을 보고 원인을 예측하기는 매우 어렵습니다. 이때 이용되는 것이 '베이즈 정리'입니다. 베이즈 정리(Bayes' theorem)는 1740년대의 영국의 목사인 토머스 베이즈(Thomas Bayes)가 정립하고 프랑스 수학자 라플라스가 수식으로 정리한 조건부 확률에 대한 수학적 정리입니다(자세한 수학 공식은 생략하겠습니다). 원래 이 정리는 어떤 상황이 어떤 사건을 만들었고 우리가 그 사건을 목격하였을 때 원인이 되었던 상황을 추론하는 역확률 문제를 다루는 것입니다.

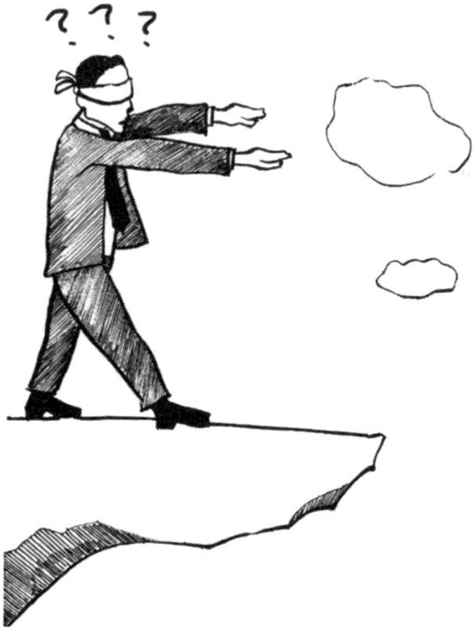

예를 들어 99%의 민감도를 가지는 간염 검사가 있는데 우연히 제가 그 검사를 받았는데 양성이 나왔을 때 실지로 제가 간염에 걸려 있을 확률을 찾는 방법이지요. 하지만 일부 학자들은 이전의 경험과 현재의 증거를 토대로 처음 확률이 아닌 새로운 확률로 갱신할 수 있다는 이 개념을 어떤 사건의 확률을 추론하는 알고리즘으로 보고 관심을 가지게 됩니다.

위의 동전의 경우도 후자의 경우를 반영하는 것 입니다. 일반인은 그냥 동전이라는 말만 듣고 아무 의심없이 1/2 이라고 생각합니다. 일반인들은 이전에 아무리 이상한 일(100번 던졌는데 앞면이 나왔다)이 생겼다고 해도 "동전"이니까 라는 도그마에 빠져 그 다음에 앞면이 나올 확률 역시 1/2이라고 합니다(믿습니다). 전통적인 주류 통계주의자들은 이미 100번 동전 던지기에 나온 데이터를 모집단으로 101번째를 추론합니다. 이것을 이용하여 다음에 앞면이 나올 확률을 1(100%)이라고 추론 합니다. 반면 베이지안 통계주의자들은 알려진 혹은 임의의 확률을 이용하여 일반적인 사전 값을 이용하여 여러 값을 계산합니다. 그중 하나가 101/102 가 될 수가 있습니다. 라플라스가 계산한 내일 태양이 떠오를 확률도 (45억+a)/(45억+a+1) 중 어느 한 값이 되게 됩니다. 즉 정통 빈도주의 통계주의자들과 달리 베이지안 통계주의자들은 과거의 경험을 이용하여 미래의 확률을 갱신하고 예측해 가는 새로운 통계영역을 개척한 것 입니다.

위의 두 사건은 생각만 해도 끔찍한 사건이었습니다. 첫번째 1961년 골즈버로 상공에서 비행기 추락과 이에 따른 수소폭탄의 낙하 사건은 미국 본토에 수소폭탄이 폭발할 수 있던 사건이지요. 하지만 이 사건이 일어나기 전까지는 이러한 위험성이 얼마나 되는지에 대한 확률적 예측이 시도되지 않았습니다. 전통적인 확률론에서는 정확히 정의되지 않는 공간, 한번도 일어나지 않았던 사건을 확률로 계산한다는 것은 불가능하기 때문입니다.

예를 들어 위에 라플라스가 말한 내일 태양이 떠오를 확률은 내일 떠오르지 않을 확률의 반대이지요. 전통적인 통계학에서는 한번도 일어 나지 않았던 일을 계산하는 것이 불가능한 것 입니다. 따라서 이런 위험성을 수학적으로 평가할 수 없었고 수치적 평가가 없었기 때문에 이에 대한 체계적 위험 관리가 매우 허술하였습니다.

하지만 전통 통계학과는 달리 베이지안 통계학에서는 이런 일어나지 않았던 일이라도 이를 수학적으로 접근할 수가 있습니다. 사건의 심각성을 깨달은 미국 국방부는 이후 이런 사건이 일어날 가능성을 객관적이고 수학적으로 접근하게 됩니다. 물론 미국 국방부은 이런 중요한 데이터를 일반에 공개하지 않지만 생각보다 높은 확률로 일어날 수도 있다는 것으로 알려져 있습니다. 이를 계기로 평화 시 핵무기 관리에 대해서 많은 개선 작업이 이루어졌습니다. 결과적으로 지금은 1961년 보다 훨씬 안전하게 되었다고 합니다.

두번째 사건인 1966년 1월 17일 스페인 팔로마레스 사건은 베이지안 통계학의 또 다른 면을 보여 줍니다. 4개의 수소폭탄을 탑재한 비행기가 공중 급유기와 충돌하고 추락하는 사건이 벌어집니다. 수소폭탄 4개 중 3개는 지상에 떨어지고 1개는 어디론가 사라집니다. 문제는 수거되지 않은 1개의 수소폭탄 입니다. 미국, 스페인 뿐 아니라 당시 라이벌이었던 소련도 이것을 찾기 위한 전쟁이 벌어집니다. 군사적 비밀유지도 문제이지만 수소폭탄이 정확하게 어떤 상태인지 모르는 상황을 방치할 수는 없었던 것입니다.

하지만 고공에서 떨어져 사라진 수소폭탄을 찾는 것은 해안의 모래에서 작은 바늘을 찾는 것과 같이 어려운 일입니다. 필사적인 수색에도 실마리가 잡히지 않습니다. 이때 수학자 크레이븐(John P. Craven)이 등장합니다. 그는 기존의 수학적 모델에 의한 통상적인 낙하지점 예측으로는 수소폭탄을 찾기 어렵다고 생각하였습니다. 그는 베이지안 모델을 이용하여 가능성이 높은 추락 지점을 계산하고자 하였습니다. 즉 폭발 시점 이후 모든 정보를 취합하여 확률의 정확성을 높이는 계산을 한 것이지요. 특히 사고 근처 마을에 사는 어부가 그 시점에 낙하산 모양을 얼핏 보았다는 진술은 사후 확률 계산에 큰 도움이 되었습니다. 결국 이들이 추정한 지점은 기존의 수색팀이 수색하고 있던 영역과는 전혀 다른 바다였습니다. 그리고 결국 이 수소폭탄을 무사히 인양하는데 성공합니다.

베이지안 통계학은 통계학에서 주류는 아닌 것 같습니다. 베이지안 통계의 가장 큰 약점은 사전 확률(priori)을 어떻게 정하는지에 따라서 많은 결과가 차이가 날 수 있다는 것입니다. 때문에 어떤 사람들을 이것을 사기라고 하기도 합니다. 하지만 어떻게 생각하면 인간이 사는 세상에서 동전을 던졌을 때 앞면이 나올 확률이 완벽히 50%인 동전을 만드는 것이 불가능한 것도 사실입니다. 그런 동전은 세상에 없다고 할 수도 있습니다. 주류 통계학이 연역적 사고방식을 통한 진실만을 추구한다면 베이지안 통계학은 귀납적 경험적 과정을 통하여 좀 더 현실에 가까운 것을 추구한다는 것을 알 수가 있습니다. 확률을 결정된 것이 아닌 믿음의 정도로 보는 것이지요. 그런 이유로 좀 더 정확하고 딱 떨어지는 지식을 원하는 의학에서는 베이지안 통계기법을 잘 활용하지 않는 경향이 있습니다. 하지만 네트워크 메타분석과 같은 경우는 많은 이질적인 연구들을 통합하여야 하기 때문에 사후 확률을 높이기 위하여 이를 수용하는 경우가 많습니다. 따라서 이런 논문을 볼 때는 '저자가 어떤 생각을 가지고 논문을 썼을까'하는 생각을 한번쯤 해볼 필요가 있습니다. 아 그러고 보니 이 논문은 특정 제약회사의 연구비 지원을 받았습니다. 이런 것도 고려해 봐야하겠지요.

사족. "10번 찍어서 안 넘어가는 나무는 없다"라는 속담이 있습니다. 남자들이 좋아하는 여자들을 쫓아다닐 때 주문처럼 외우고 스스로 다잡는 속담입니다. 이것을 베이지안 통계적으로 해석하면 아무리 처음 호감도(사전 확률)가 낮아도, 예를 들어 일반 다른 남자에 비해서 여러 이유로 1/10이 안되어도 그 여자가 좋아할 만한 행동을 반복하고, 다양한 행동을 한다면 처음의 좋아하는 정도 보다 훨씬 올라가게 됩니다. 그러면 결국은 결혼까지 갈 수가 있지요.

그런데 만약 처음 호감도가 0(아주 없다, 진짜 진짜 없다)이거나 1(아주 있다, 진짜 진짜 좋아 죽겠다)이면 아무리 어떤 행동을 하여도 처음 호감도는 바뀌지 않습니다. 그래서 여자를 쫓아다닐 때는 나에 대한 처음 호감도가 0인지 아닌지를 판단하는 것이 중요합니다. 0이라면 쫓아 다니고 구애하는 행동이 그냥 돈 낭비, 시간 낭비를 하는 것에 불과합니다.

그런데 이것을 망상에 대비해서 생각해보면 망상도 베이지안 모델로 설명이 가능합니다. 망상의 기본 개념은 처음에 가지고 있는 믿음이 있고, 이후 이 믿음에 영향을 줄 수 있는 어떤 새로운 정보가 업데이트 되어도 그 믿음이 전혀 바뀌지 않는 것입니다. 즉 사전 확률이 0이거나 1인 것이지요.

2019년 대한민국에서 벌어지는 선거 의혹도 마찬가지이지요. 이것을 안 믿는 사람이든 믿는 사람이든 쏟아지는 새로운 사실이 별로 대중의 믿음에 영향을 주지 않는 것 같습니다. 이런 절대적인 집단 신념은 조금 우려스럽기는 합니다. 아 그런 것을 보면 과거 제가 그렇게 "싫다고 싫다고"도 떨어지지 않았던 많은(?) 여자들이 있었습니다. 지금 생각해 보니 저에 대한 호감도가 1이라서 그런 가 봅니다. 너무 잘생기면 가끔 피곤할 때도 있습니다. 아…. 농담입니다.

참고 문헌

1. Treatment Options for Dementia with Lewy Bodies: A Network Meta-Analysis of Randomised Control Trials. Tahami Monfared AA, Desai M, Hughes R, Lucherini S, Yi Y, Perry R. Neurol Ther. 2020 Jun 3

제12장. 목표물 북위 34도 10분 9초 동경 73도 14분 32초

제12장. 목표물 북위34도10분9초 동경73도14분 32초

제목: 처음 파킨슨병 환자 진단 시 위장 증상으로 인지 기능 경과를 예측할 수 있다(Gastrointestinal symptoms are predictive of trajectories of cognitive functioning in de novo Parkinson's disease) 1)

저자: Jones JD, Rahmani E, Garcia E, Jacobs JP.

결론: 파킨슨병 환자에서 위장 장애 증상은 microbiome-gut brain axis의 대리 지표로 생각할 수 있다. 그런데 이 증상이 심할수록 인지기능의 경과가 좋지 않았다. 따라서 위장장애 증상은 향후 발생할 인지기능 장애의 초기 표식인자(early marker)이다.

논문명: Parkinsonism Relat Disord. 2020 Mar;72:7-12

2001년 9월 11일 8시 46분에 항공기 한대가 뉴욕의 제1무역센터에 충돌하였고, 9시 2분에 반대쪽 제2무역센터가 다른 비행기에 의해 충돌되었습니다. 미국은 건국 이래 처음으로 타국에 의해 본토가 공격당하였습니다. 이 끔찍한 사건은 미국 뿐 아니라 전세계인의 가슴에 깊은 상처와 그림자를 남겼습니다. 미국인의 슬픔과 분노는 극에 달하였습니다. 미국은 이 테러의 주동자인 오사마 빈 라덴을 잡기 위하여 모든 역량을 집중합니다. 이때부터 빈 라덴과 미국과의 숨바꼭질이 시작됩니다. 빈 라덴은 모든 공식석상에는 나타나지 않았지만 비디오 테이프를 통하여 자신의 메시지를 끊임없이 지지자에게 보냈습니다. 하지만 간간히 나오는 빈 라덴의 비디오 테이프 메시지나 장막 뒤에서의 행적은 매우 불분명 하였습니다. 즉 빈 라덴측과 수많은 테러 집단은 고의로 빈 라덴과 아주 비슷한 가짜를 만들어 미국과 서방진영을 혼란스럽게 하는 기만 전술을 사용하였습니다. 실지로 빈 라덴 생포 작전은 이런 가짜 빈 라덴에 의하여 여러 번 실패하곤 하였습니다.

그러던 중 미국의 정보 당국은 아부 아메드 알-쿠 와이티라는 가명의 인물이 파키스탄의 아보타드시에 있는 고급 맨션에 드나드는 것을 주목하게 됩니다. 그는 누군가의 단순한 심부름꾼처럼 보였습니다. 하지만 그는 빈 라덴의 생존과 활동에 꼭 필요할 것이라고 여겨지는 의약품이나 물자 등을 이곳에서 수시로 반출입하였습니다. 미국 정보 당국은 끈질기게 그를 감시합니다. 결국 미국 대통령 오바마는 이곳이 빈 라덴의 은신처라고 결론을 내립니다. 파키스탄 현지시각으로 2011년 5월 1일 밤 1시 특공 대원 25명에게 "목표물 북위34도10분9.51초 동경73도14분 32.78초"라는 작전을 지시합니다. 작전 개시 약 40분 후 미국에 있는 오바마 대통령에게 다음과 같은 메시지가 옵니다.

"신과 국가를 위하여 작전코드 제로니모를 전송한다. 작전코드 제로니모. 적을 사살했다."

2010년부터 시작된 이 연구는 처음으로 파킨슨병 진단 받은 400여명에게 임상적, 영상의학적, 생체표지자(biomarker)를 확인 후 이들을 추적 관찰함으로써 파킨슨병의 진행에 관련된 요인을 찾는 국제적 다기관 코호트 연구의 일부입니다.[2] 이 연구는 파킨슨병의 다양한 자율신경계 이상 증상 중 하나인 위장증상이 시간이 경과함에 따라서 파킨슨병의 인지기능과 어떤 관계가 있는지를 보는 연구입니다.

일반인들은 파킨슨병은 몸이 굳거나, 늦어지거나, 혹은 손이 떨리는 운동장애만 있다고 생각합니다. 하지만 대부분의 파킨슨병 환자들은 운동 장애 증상 이외에 아주 다양하고 많은 비운동 증상 때문에 힘들어 합니다. 파킨슨병 환자가 호소하는 비운동 증상에는 우울증, 불면, 피로감, 성기능 장애, 통증, 수면장애, 어지러움증, 인지기능장애, 자율신경계 장애 등 매우 다양합니다. 최근에는 우리 몸에 있는 장내 세균이 치매나 파킨슨병과 같은 퇴행성 질환에도 영향을 준다는 연구가 많습니다. 이른바 마이크로바이옴-장-뇌 축(microbiome-gut-brain axis) 이론입니다. 저자들은 파킨슨병 환자의 자율신경계 장애 중에서 변실금, 소화불량, 변비, 설사 등의 위장증상이 장내 세균 군집의 이상 변화인 군집붕괴(dysbiosis)를 반영하는 대리지표(surrogate marker)로 가정하였습니다. 이 연구는 처음 파킨슨병 진단을 받은 환자 중에 처음부터 이런 위장증상을 가진 환자와 없는 환자를 5년 추적 후 두 군에서 인지기능의 차이를 보았습니다. 결과는 파킨슨병을 처음 진단 받았을 때 위장증상이 심할수록 5년 후의 인지기능이 더 나빴습니다. 이에 저자들은 파킨슨병 환자에서 장내 세균 군집붕괴가 장래의 인지기능 장애와 연관된다고 주장합니다.

결론적으로는 '내 몸 속에 있는 나 아닌 내(미생물)가 치매도 파킨슨병도 결정한다. 평소 먹고 싸는 것을 잘해야 노년이 편하다'입니다.

마이크로바이옴(Microbiome)이란 말은 우리 장에 있는 미생물(microbe)과 서식하는 생태계(biome)를 합친 말로 우리 몸에 사는 미생물과 그 유전정보를 말합니다. 인간의 장에는 100조 이상의 미생물이 서식하고 이들의 유전자수는 인간 유전자수 보다 100배 이상 많다고 합니다. 따라서 미생물을 빼놓고 인간의 유전자를 논할 수 없을 정도이기에 제2의 게놈(Second Genome)이라 부르기도 합니다.

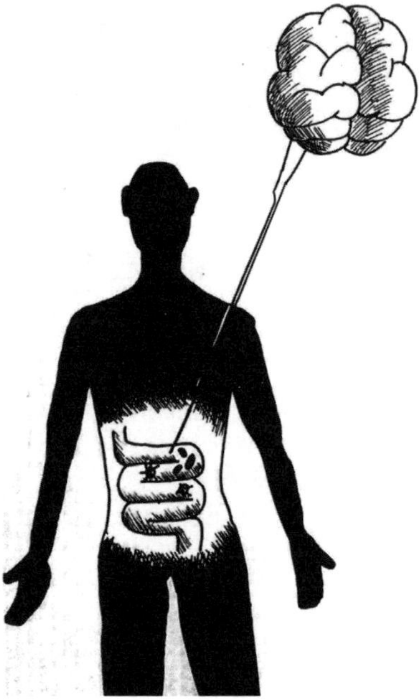

미생물들은 우리 장에 들어와서 단순히 전세비만 내고 은둔하는 것이 아니고 우리 몸과 활발하게 교류합니다. 특히 이들은 뇌와 밀접하게 연결되어 있습니다. 얼핏 보면 장과 뇌는 멀리 떨어져 있는 것 같습니다. 하지만 장에는 5억개 이상의 신경세포가 분포되어 있어 장과 뇌를 연결할 뿐 아니라 미생물이 분비하는 다양한 화학물질들은 인간의 뇌에 영향을 준다고 합니다.

우리 장내에는 다양한 미생물들이 서로 균형을 이루어 존재합니다. 그런데 어떤 이유로 소수로 존재하는 특정 미생물들이 과잉 증식하여 미생물 군집이 정상적인 구조를 가지지 못하게 되는 경우가 있습니다. 이를 군집붕괴라고 합니다. 군집붕괴가 일어나면 우선적으로 우리 몸에 다양한 위장장애가 생깁니다. 뿐만 아니라 최근에는 군집붕괴가 장기적으로는 인지기능에 영향을 주는 신경계에 염증이나 퇴행을 일으킬 수가 있다는 연구가 많이 발표되고 있습니다. 이 연구는 처음 파킨슨병을 진단 받은 환자가 위장장애가 심하면 심할수록 시간이 지남에 따라 인지기능이 더 안 좋아지므로 이들이 연관 관계가 있다고 주장하고 있습니다. 여기까지는 결과에 따른 합당한 분석입니다.

하지만 이 연구는 좀더 나아가 군집붕괴가 뇌의 인지기능과 연관되어 있다는 주장을 합니다. 그 근거는 파킨슨병 환자에서 보이는 위장장애 증상이 미생물의 군집붕괴를 대변한다는 가정입니다. 이 연구는 미생물의 군집붕괴와 인지기능 장애를 직접 비교한 것이 아니고 미생물의 군집붕괴를 대변할 수 있는 대리지표(surrogate marker)를 사용하였습니다. 이 대리지표가 인지기능 장애와 관계가 있기 때문에 미생물과 뇌가 관계가 있다고 주장합니다. 일견 스마트해 보입니다.

Surrogate의 단어적 뜻은 대리의, 대용의 라는 뜻 입니다. 의학에서 어떤 현상을 규명하려고 할 때 그 목표가 되는 현상이 원치 않는 것(예를 들어 죽음), 혹은 자주 일어 나지 않는 일이나 너무 오래 기다리거나, 아니면 기술적으로 혹은 비용적으로 너무 비쌀 때 이를 대신 해줄 대리지표를 사용하여 연구합니다.

20년 전의 저의 박사 논문은 조현병 환자에서 말초임파구의 도파민 수용체 양을 정량하는 것에 대한 연구였습니다.[3] 당시에는 조현병의 병태생리를 이해하는데 필수적인 뇌내 도파민 수용체를 정량할 수 있는 방법이 없었기 때문에 기술적으로 정량 가능한 말초혈액에 있는 혈액세포인 임파구의 도파민 수용체를 정량하고 그 의미를 분석한 것입니다. 즉 말초임파구의 도파민 수용체가 뇌내 도파민 수용체와 밀접하게 연관되어 있을 것이라는 가정 하에 대리지표를 연구한 것이지요. 또 다른 예로는 1990년 대에는 에이즈가 급속히 번지고 사망률이나 이환율이 높았기 때문에 에이즈 치료제를 신속히 개발해야만 하였습니다. 보통은 약이 개발되면 이 약을 투약 후 사망률 등에 효과가 있어야 신약 허가가 납니다. 하지만 에이즈 환자 같은 경우에는 신약의 효과를 투약 후 치료받은 사람의 사망률을 확인할 때까지 기다리기에는 윤리적으로나 시급성으로나 문제가 있었습니다. 그래서 미국 FDA에서는 신약개발에 면역세포의 숫자에 대한 영향이나 바이러스 부하(viral load)와 같은 대리지표를 사망률 이외에 약물 효과의 한 방법으로 인정하여 주었습니다.

결과적으로 이 대리지표가 에이즈치료제 개발에서는 시간과 경비를 줄이는 효과적인 접근 방법이었습니다. 그리고 지금 창궐하는 코로나치료제의 신약 평가에도 이 개념을 일부 사용하고 있는 것 같습니다.

반면 Cardiac Arrhythmia Suppression Trial(CAST) 연구에서는 심장 부정맥이 돌연사를 일으키는 심장질환의 중요한 대리지표로 생각하고 이를 효과적으로 방지하는 약물을 투약 하였습니다.[4)] 하지만 이 약물은 사망률을 낮추지 못하였을 뿐 아니라 오히려 사망률이 높아졌습니다.

알츠하이머병의 경우에는 새로운 치료제를 개발하더라도 이 약의 효과 유무를 판단하기 위해서는 오랜 시간 환자의 상태를 추적하여야 합니다. 돈도 많이 들고 윤리적인 문제도 있지요. 그래서 쉽게 알츠하이머병의 원인이라고 주장(?)되어지는 아밀로이드 독성 단백질을 대리지표로 하고 이를 감소시키는 약이나 백신을 우선적으로 찾아냅니다. 이를 치매 치료제로 슬쩍 둔갑시키려고 하였지만 이런 시도들은 실제 환자 임상 연구에서는 모두 실패로 끝났습니다.

대리지표는 원래 원하는 대상이나 목표를 반영할 것이라고 추정(혹은 주장)하지만 대리지표와 목표 사이에 정확히 어떤 관계가 있는지를 모르면 해석이 더 어려울 수가 있습니다.

아직도 아프리카에는 트리파노소마라는 원생생물에 의해 생기는 수면병이란 무서운 질병이 있습니다. 이 원생생물은 인간의 뇌 속까지 파고 들어가 결국 정신착란 등 다양한 증상으로 사망시킵니다. 일반적으로 우리 몸은 외부 물질이 들어오면 이를 공격하여 제거합니다. 그런데 이 놈은 몸속에 독특한 유전자가 있어서 수시로 자신의 옷(몸의 단백질)을 변형시킵니다. 즉 면역세포를 다른 곳으로 유인하고 자신은 새로운 몸을 만들고 번식하고 또 다시 면역세포가 이를 발견하면 다시 다른 옷으로 갈아입고 도망갑니다. 결국 인간의 면역계는 만성적으로 과도하게 흥분하여 인간 자신을 공격해 죽음에 이르게 합니다.

빈 라덴 역시 수많은 가짜 빈 라덴을 만들어 곳곳에 뿌립니다. 빈 라덴을 직접 추적할 수 없는 미국 정보 당국은 가짜 빈 라덴을 쫓아 다닙니다. 거의 10년을 쫓아 다니다 보면 결국 피로감에 포기하게 될 수도 있지요. 하지만 이들은 깨닫습니다. 자신들이 추적하는 것은 겉 모양만 비슷할 뿐 빈 라덴이 아니라는 것을 말입니다. 그래서 빈 라덴을 직접 쫓아 다니기 보다는 빈 라덴을 본질적으로 잘 반영할 수 있은 대리지표를 찾습니다. 예를 들어 빈 라덴이 앓고 있는 병에 관련된 특수 의약품의 이동 경로와 연관되었거나, 빈 라덴의 위치나 문화적인 특수성을 반영하는 물품 등과 연관된 사람들에 대해서 빈 라덴의 새로운 대리지표로 보고 추적합니다. 결국 그 새로운 대리지표에 의하여 목표물을 찾게 되었고 결과는 위에 서술한 바와 같습니다.

만약 처음 파킨슨병 진단을 받은 환자의 마이크로바이옴이 시간 경과에 따라 인지기능에 어떤 영향을 주는지 알고 싶다면 환자를 연구에 등록할 때부터 직접 마이크로바이옴을 분석하고 이후 추적하면서 인지기능과 마이크로바이옴을 계속 검사하면 됩니다.

하지만 이 연구는 그렇게 하지 않았습니다. 제가 개인적으로 추정하기로는 아마도 이 연구가 시작될 때는 마이크로바이옴을 검사하기가 기술적으로 쉽지 않았었을 수도 있고 아니면 그 검사 비용이 매우 높았을 수도 있었을 것입니다. 아니면 처음부터 이에 대한 아이디어가 전혀 없었을 수도 있습니다. 그런데 나중에 이 주제가 "핫"해지자 이 관계를 보고 싶어서 기존 연구 디자인에 있던 자율

기능계 장애 항목 중에 위장장애를 마이크로바이옴의 군집붕괴의 대리지표라고 우겨서 이 논문을 쓴 것으로 저는 생각합니다.

이 연구처럼 코호트 연구에서 처음 연구 디자인에 없던 새로운 연구를 추가해서 새로운 사실을 도출할 수도 있습니다. 하지만 이렇게 하려면 파킨슨병 환자가 가지고 있는 위장장애가 마이크로바이옴의 대리지표로 어느 정도 신뢰성이 있는지에 대한 선행 논문이나 정밀한 이론적 배경이 있어야 합니다. 그런데 이 논문에서는 이를 어물쩍 넘어갑니다. 따라서 저는 개인적으로는 이 연구의 고찰은 신뢰성이 떨어진다고 봅니다.

2010년대에 중국은 가파른 성장을 합니다. 결과적으로 전세계의 원자재는 중국으로 끌려 들어갔고 값은 폭등하였습니다. 마침 당시에 저는 예금이 만기 되어 이를 갱신하기 위하여 은행에 갔습니다. 아무 생각이 없고 순진하였던 저에게 부은행장이 확신에 찬 어조로 예금 상품이 아닌 금과 은의 파생 상품에 투자를 권유하였지요. 이유는 '중국에 의해 세계 경제가 계속 성장할 것이며 원자재의 수급은 향후에도 부족해 질 것이다. 이를 반영하는 것(대리지표)이 금과 은의 값이니 절대 망할 일 없다'는 것이지요. 아주 그럴 듯해 보여 이에 투자하였다가 결국 엄청난 손실을 보았습니다.

결론은 ‘남 믿지 말자’입니다. 진정한 대리지표는 단순한 연관 관계를 넘어서 더 강한 인과 관계가 있어야만 비로서 의미 있기 때문입니다.

사족. 과거 정신병원에서 근무한 적이 있습니다. 당시에 아주 특이한 젊은 남자가 있었습니다. 이 남자는 강박적으로 주기적으로 관장을 해서 문제가 된 것이지요. 배변 문제가 있는 것도 아니고 딱히 다른 이유도 없다고 하였습니다. 처음에는 전혀 그 이유를 알 수가 없었는데 어느 날 그가 실토하였습니다. 그는 주기적으로 상대를 바꾸어 가면서 짝사랑하고 있었습니다. 그런데 소심한 그에게 그 짝사랑이 이루어 질 리가 없었지요. 그러면 그에게 복통이 오고, 그리고 관장을 하면 복통 뿐 아니라 마음이 편해진다고 하였습니다. 그때는 말도 안된다고 생각하였습니다.

하지만 최근 연구에 의하면 장내 미생물이 두려움과 불안감을 조절하는 감마-아미노부틸산, 행복을 느끼는 세로토닌 등 다양한 신경전달 물질을 분비한다고 합니다. 즉 그에게 관장은 실지로 장내 미생물을 싹 내보내고 새로운 미생물을 만들어 불안을 치료하는 치유적 기능이 있었는지도 모릅니다. 그때는 제가 너무 몰라서 환자에게 말도 안된다고 혼냈습니다. 지금에서야 반성합니다. 죄송합니다.

참고 문헌

1. Gastrointestinal symptoms are predictive of trajectories of cognitive functioning in de novo Parkinson's disease. Jones JD, Rahmani E, Garcia E, Jacobs JP. Parkinsonism Relat Disord. 2020 Mar;72:7-12

2. The Parkinson Progression Marker Initiative (PPMI). Prog Neurobiol. 2011;95(4):629-635.

3. Change of dopamine receptor mRNA expression in lymphocyte of schizophrenic patients. Kwak YT, Koo MS, Choi CH, Sunwoo I. BMC Med Genet. 2001;2:3.

4. Preliminary report: effect of encainide and flecainide on mortality in a randomized trial of arrhythmia suppression after myocardial infarction. Cardiac Arrhythmia Suppression Trial (CAST) Investigators. N Engl J Med. 1989 Aug 10;321(6):406-12

제13장. 어디에서 왔나?

제13장. 어디에서 왔나?

제목: 2019신종 코로나 바이러스와 다른 동물의 코로나 바이러스의 유전진화적 분석(Genetic evolution analysis of 2019 novel coronavirus and coronavirus from other species).1)

저자: Li C, Yang Y, Ren L.

결론: 신종 코로나 바이러스(COVID-19)가 어디에서 유래되었는지 확실하지 않다. 신종 코로나바이러스가 흰코사향고양이, 말레이사향고양이, 시베, 스톨리츠카삼지창박쥐, 중국적갈색관박쥐의 코로나 바이러스와 밀접하게 연관되어 있다고 생각하였다.
하지만 유전진화적 분석 결과 이들 야생 동물의 코로나 바이러스와 신종 코로나 바이러스는 유전자의 유사성이 낮다.
반면 RaTG13 표본에서 추출된 박쥐의 코로나바이러스와 신종 코로나 바이러스의 유전자는 매우 유사하였다.

논문명: Infect Genet Evol 2020 Aug;82:104285.

신종 코로나바이러스(SARS-CoV-2)에 의한 감염증 COVID-19가 전세계적으로 퍼지고 수 많은 사람들이 감염되고 있습니다. 천문학적인 인명과 경제적 피해가 속출하고 있습니다. 저자들은 이 바이러스가 어떤 야생동물에서 시작되었는지에 대한 유전진화적 분석 결과를 이 논문의 '편집자에게 보내는 편지(letter to the editor)'에 기고합니다. 최근 시정리 등의 연구자들은 우한 바이러스 연구소에서 확보하고 있었던 박쥐 코로나 바이러스 표본 RaTG13(GenBank No.: MN996532)의 유전자와 인간의 신종 코로나 바이러스의 유전자가 96.2% 동일하다고 발표 하였습니다.[2] 저자들은 이 표본 이외에 신종 코로나 바이러스와 연관된 다른 야생 동물의 코로나 바이러스는 없는지를 알기 위하여 연구를 하였습니다. 이들은 신종 코로나 바이러스의 중간 숙주로 의심되는 5종류의 야생 동물(흰코사향고양이, 말레이사향고양이, 시베, 스톨리츠카삼지창박쥐, 중국적갈색관박쥐)에서 발견된 39종의 코로나 바이러스의 유전자를 분석하였습니다. 이후 저자들은 유전진화적 분석으로 신종 코로나 바이러스와 이들 야생 동물의 코로나 바이러스와의 계통적 연관 관계를 비교하였습니다. 연구 결과는 이들 야생 동물의 코로나 바이러스와 신종 코로나 바이러스의 유전자는 유사성이 낮았습니다(동질성이 75% 이하). 즉 이 바이러스들과 신종 코로나 바이러스는 같은 바이러스가 아님을 시사합니다. 반면 기존에 보고된 RaTG13 표본에서 분리된 박쥐 코로나바이러스의 유전자는 신종 코로나 바이러스의 유전자와 96.2% 일치하였습니다. 이 연구의 저자도 다른 야생 동물의 코로나 바이러스가 아닌 특정 박쥐의 코로나바이러스(RaTG13 표본)가 신종 코로나 바이러스의 원인일 가능성이 높다고 이야기 합니다. 이 연구에서 보듯이

RaTG13 표본의 박쥐가 아닌 다른 박쥐에서 분리된 코로나 바이러스는 신종 바이러스의 유전자와 일치율이 상당히 떨어집니다. 즉 '박쥐라고 해서 같은 박쥐가 아니다… 사는 지역이나 모양이 다르면 가지고 있는 병도 다르다'는 것 입니다.

이번 장에서 다루는 연구는 '편집자에게 보내는 편지(letter to the editor)'형식으로 발표된 것 입니다. 이런 형식은 뉴스나 잡지 등에서 독자가 편집자가 관심있어 하는 어떤 이슈에 대해서 편지를 보내는 것 입니다. 편지 형식을 취하기는 했지만 기본적으로는 출판을 염두에 둔 것입니다. 주로 뉴스나 잡지에서 많이 볼 수 있지만 과학 논문에서도 사용됩니다. 일반적으로는 연구 논문 보다는 비중이 떨어지지만 편집자들은 이를 매우 중요하게 생각합니다. 단순히 일방적인 연구 게재가 아닌 양방향 소통을 통하여 독자의 관심도 끌고 해당 학술지의 질을 향상시킬 수 있기 때문입니다. 이것은 주로 이전에 이 학술지에 발표된 논문에 대한 논평, 완벽한 연구 논문의 형태가 아니지만 시급하고 간단하게 데이터나 사실 제시가 필요할 때, 건강과 관련된 중요한 문제에 대한 견해 등을 신속하게 알릴 필요가 있을 때 사용됩니다. 요즘처럼 신종 코로나 바이러스가 핫이슈일때는 주요 학술지에서도 신종 코로나 바이러스에 대해서는 살짝 불완전한 연구 논문도 빠르게 게재 해주는 경향이 있습니다. 또 편집자에게 보내는 편지 형식으로 다른 논문에 대한 평이나 자기 데이터도 발표할 수 있게 합니다. 과거에는 그 분야의 대가들이 주로 하던 일이 일반 연구자에게도 많이 개방된 것 같은 느낌이 듭니다. 그만큼 이 질병이 우리의 주요 관심 대상이 되었기 때문일 것입니다. 그러면 우리 생활 속 깊숙이 파고든 신종 코로나 바이러스에게서 우리가 알고 싶은 것은 무엇일까요?

아주 오래된 것 같습니다. 20대에 연애를 하였는데, 여자 친구가 어느날 쭈뼛쭈뼛 다가 옵니다. 아주 곤란한 표정으로 저에게 집에 한번 놀러 올 수 있냐고 물어 봅니다. 여자 친구의 부모님이 저녁 한끼 차려 주신다는 것이지요. 사실 매우 부담스러워서 망설였습니다. 그래도 안간다고 하면 여자 친구가 삐질 것 같아서 마지 못해서 간다고 약속하였습니다. 드디어 약속한 날 저녁에 저는 정장을 하고 간단한 선물을 준비하여 여자 친구 집으로 갔습니다. 저, 여자친구, 여자친구 어머니, 여자친구 아버지가 같은 테이블에 앉았습니다. 언제 준비하였는지 저녁 한끼 음식이 어마어마 합니다. 그런데 마음이 불편하여 음식이 눈에 가지 않습니다. 그러던 중 여자친구의 아버님이 저에게 물어 보십니다.

여자친구 아버지 : 아버님 함자는 어떻게 되는가? 본관은? 고향은?
나 : 주저리… 주저리….
여자친구 아버지 : 아버님은 무슨 일 하시나?
나 : 주저리… 주저리….
여자친구 아버지 : 할아버지는 무슨 일 하셨었나?
나 : 주저리…. 주저리….
여자친구 어머니 : 여보, 그러다 손님 체하겠어요.
음식 좀 먹게 그만하세요………………
그런데 어머니는 무슨 일 하세요?
나: ……………

아마도 우리가 신종 코로나 바이러스에 대해서 가장 알고 싶은 것은 첫번째는 "이 병이 치료가 가능할까"이고 두번째는 "이 바이러스는 무엇이냐, 애는 어디에서 시작되었냐"일 것입니다. 이번 연구는 두번째 알고 싶어하는 이 바이러스의 기원에 대한 연구입니다. 우리는 주변의 잘 알고 있는 생명체에 대해서도 그 기원을 알고 싶어합니다. 개똥 철학하던 사춘기때에 우리는 항상 되뇌지요 "나는 무엇인가, 어디에서 왔나." 하물며 세상에 없었던 병원체가 튀어나오니 이것이 어디에서 시작되었는지가 궁금한 것은 당연합니다.

어떤 존재가 어디에서 기원하였는지를 확인하는 가장 좋은 방법이 이 존재가 어디에 소속 될 수 있는지 분류하는 것 입니다. 생물학에서 분류학은 "생물을 분류(classify)하는 이론과 실제"입니다. 즉 원래 분류학이란 생물의 공유 형질의 분석을 통하여 분류군들로 묶고 이들을 다시

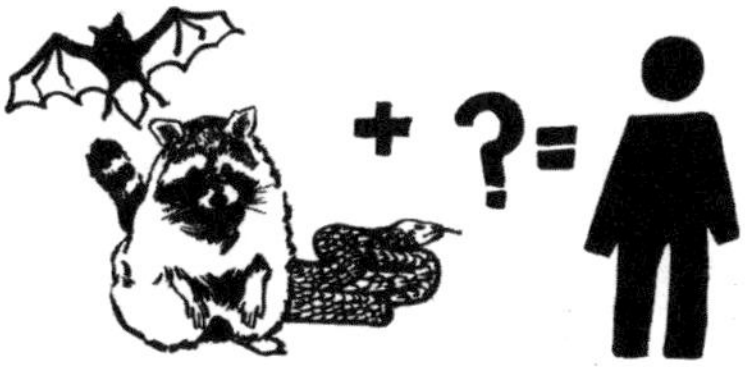

종, 속, 과 등의 소분류해 나가는 것입니다. 그런데 단순한 분류를 넘어서고 나면 이런 생각이 들 수가 있습니다. A라고 분류해서 A인 것은 알겠는데 A는 무엇이냐는 생물의 정체성에 대해서 고민하게 됩니다. 즉 분류 단계의 가장 낮은 종에서 계까지, 종 또는 그 상위 분류군에 대해서 서로 어떠한 위치를 가지는 가를 판단하여야 합니다. 이를 하기 위해서는 결국 진화적 계통적인 고려를 해야 합니다. 이를 계통 분류학이라고 합니다. 말은 쉽지만 정체성을 고민하는 학문이기 때문에 인문적, 철학적 논쟁도 심심치 않게 벌어집니다. 과거에는 계통 분류학이 다윈이 시도하였듯 형질을 기반으로 이루어지는 경우가 많았습니다. 하지만 최근에는 분자 생물학의 발달로 형질 보다는 이 형질의 원인이 되는 유전자 분석을 통하여 많이 연구되고 있습니다. 유전자 분석을 하고 이를 다른 주변의 알려진 종의 유전자와 비교 분석함으로써 그 유명한 계통수가 만들어

집니다. 그리고 그 계통 수에 현재 있는 이 종을 끼워 넣으면 이 종의 정체성을 알 수가 있는 것이지요.

제가 젊었을 때 여자 친구 집에 갔을 때 그 집 부모님이 저에게 알고 싶은 것은 제가 어떤 사람인가 이지요. 저를 판단하는 방법은 저를 직접 관찰하는 것도 있지만 끊임 없이 저의 윗대를 찾아가면서 그 가문에서 무슨 일이 있었는지를 검색해 나가는 것입니다. 그 검색은 한쪽 혈통에 국한되지 않습니다. 저희 어머니 역시 본인도 모르는 상황에서 남의 집 밥상에 소환되었던 것이지요. 아주 옛날 방식인 것 같지만 계통분류학의 관점에서 보면 아주 정확한 방법입니다.

자 그러면 결론을 해석해 보겠습니다. 과연 신종 코로나 바이러스는 어디에서 왔을까요? 가장 일반적으로 알려지는 것은 신종 코로나 바이러스의 원인 병원체인 SARS-CoV-2의 진원지가 중국의 우한 화난 수산물 도매시장(武汉华南海鲜批发市场)이라는 것 입니다. 이 시장은 이름만 수산물을 칭할 뿐, 수산물이 아닌 온갖 야생동물들도 산 채로 식재료로 팔리는 곳 입니다. 때문에 화난 수산물시장에서 유통되던 야생동물이 유력한 감염원으로 지목됩니다. 학자들은 이들을 도축, 유통, 섭취하는 과정에서 야생동물이 보균한 SARS-

CoV-2가 인간에게 전이되었을 가능성이 높다고 생각하였습니다. 하지만 이 연구와 이전의 시정리 등의 연구에 의하면 진화 유전적으로 신종 코로나 바이러스는 이들 야생 동물의 코로나 바이러스와는 유사성이 낮습니다.

2013년 중국 남서부 윈난성 구리 폐광에서 발견된 박쥐 배설물의 샘플이 우한 바이러스 연구소에 보내졌다고 합니다. 그런데 여기에서 분리한 코로나 바이러스 "RaTG13"가 현재 신종 코로나 바이러스와 96.2% 유전자가 일치한다고 보고되었습니다. 우한 바이러스 연구소 소장은 실험실에 RaTG13 바이러스의 실제 복제본이 없기 때문에 유출은 불가능하다고 말 하였습니다. 결론은 '자연에 살던 박쥐가 우연히 어떤 사람과 접촉하였고 그게 어찌어찌 하다 전세계적으로 퍼졌다. 중국은 이 사태와 직접적 관련이 없다'는 것입니다.

사족. 신종 코로나 바이러스의 기원에 대해서는 진화 유전자 분석으로 자연의 박쥐가 옮긴 것으로 굳어져 가는 분위기가 있습니다. 그냥 자연의 역습이지요. 그런데 음모론 역시 있습니다. 우선 신종 코로나 바이러스가 박쥐의 코로나 바이러스에서 왔다고 주장하는 시정리가 이 바이러스를 알게 된 것은 2013년 이었습니다. 그녀는 코로나 바이러스의 전문가이며 특히 인간 전염이 가능한 코로나 바이러스에 대한 많은 연구를 발표한 바 있습니다. 특히 이 신종 코로나 바이러스는 유전적, 형태적으로 기존의 SARS와 매우 유사하여 인간에게 전염될 수 있는 변종이었습니다. 최고의 논문에 실릴 수 있는 중요한 발견이었는데 이 중요한 바이러스를 왜 7년 동안 발표를 안하고 창고 속에서 방치하였는지 의문입니다. 그러다가 신종 코로나 바이러스가 창궐하고 나서야 부랴부랴 이 바이러스의 유전자를 공개하고 유전분석을 하였습니다. 그리고는 끝입니다. 아직 어느 누구도 RaTG13에서 분리된 바이러스의 실체를 본 사람은 없다고 합니다.

이 연구의 교신 저자는 중국 인민해방군 병원 소속입니다. 아무리 연구가 과학적인 과정으로 이루어져도 신뢰성은 왠지 다른 영역인 것 같습니다. 부디 저의 이런 음모론적인 생각이 틀리기를 바랍니다.

참고 문헌

1. Genetic evolution analysis of 2019 novel coronavirus and coronavirus from other species.Li C, Yang Y, Ren L. Infect Genet Evol. 2020 Aug;82:104285.

2. The First Disease X is Caused by a Highly Transmissible Acute Respiratory Syndrome Coronavirus. Jiang S, Shi ZL. Virol Sin. 2020 Jun;35(3):263-265

제14장. 어디에서 왔나?(2)

제14장. 어디에서 왔나?(2)

레지던트하던 시기이니 벌써 30년이 다 되어 갑니다. 응급실에 60세 남자 환자가 경련과 의식 혼수로 입원하였습니다. 가족력상 특이 소견은 없었습니다. 과거력상 환자는 5년 전 침대에서 떨어진 이후 얼굴에서 시작되는 복합 부분성 간질증상이 있어 입원 치료 받았습니다. 당시 혈액 검사 및 뇌척수 액 검사는 모두 정상이었습니다. 뇌 MRI에서 좌측 측두엽, 후두엽 부위에 고신호 강도가 관찰되었으며 조영증강 소견은 보이지 않았습니다. 낙상 후에 생긴 병변으로 보기에는 좀 이상하였습니다. 그래서 환자가 의식을 찾은 후 다시 자세히 병력을 물어보니 과거에 친구들과 몸에 좋다고 하여 뱀이나 개구리 등을 수 차례 날로 먹었다고 하였습니다. 이와 연관된 스파르가눔 기생충 감염증이 의심되어서 혈액과 뇌척수액에서 스파르가눔 특이항체를 검사하니 증가되어 있었습니다. 스파르가눔 기생충이 뇌로 올라간 뇌 스파르가눔증(Cerebral sparganosis)으로 진단하고 기생충 치료제인 알벤다졸을 투약 하였습니다. 환자는 이후 경련도 없이 잘 지냈습니다. 스파르가눔(sparganosis)은 다 자란 기생충이 아니고 스피로메트라(Spirometra)라는 기생충 종의 애벌레입니다. 주로 뱀이나 개구리의 살이나 껍질 속에 살고 있다고 합니다. 저는 경험이 없지만 뱀의 껍질을 벗기고 자세히 살펴보면 하얀 실 같은 스파르가눔이 무수히 많이 살아 꿈틀거리는 것을 볼 수 있다고 합니다. 예전에 국군의 방송을 할 때 이 방송에서 특공대원들이 살아있는 뱀을 먹는 장면이 많이 방송되었는데 이것을 알고 보면 끔찍합니다. 이 기생충은 원래 사람에게 가지 않는데 우연히(혹은 몸에 좋다고 엉뚱하게) 우리에게 들어오면 뇌에도 올라가서 뇌손상과 경련 등 다양한 증상을 유발합니다.

7월 6일은 무슨 날일까요? 이날은 동물보건기구(OIE)에서 정한 "세계 인수공통전염병의 날"입니다. 코로나바이러스감염증-19(신종코로나 감염증)는 원래는 인간의 병이 아니고 다른 종에서 인간에게 옮겨온 병입니다. 코로나 바이러스의 원래 숙주가 무엇이며 어떻게 인간에게 넘어 왔는지 아직도 논란이 있습니다. 처음에는 신종코로나 감염증의 원인 병원체인 SARS-CoV-2가 중국의 우한 화난 수산물 도매시장에서 시작되었을 것이라고 추정하였습니다. 이 시장에서 유통되는 우산뱀, 중국코브라, 박쥐, 밍크, 천산갑 등 다양한 동물들을 통해서 인간에게 전염되었을 가능성입니다. 하지만 위의 연구는 우한에서 아주 멀리 떨어진 윈난성 어떤 동굴의 박쥐에서부터 시작되었을 가능성을 강력히 시사합니다. 어찌 되었든 이 사태의 근본 원인은 야생의 병이 인간으로 옮겨온 것입니다. 즉 '인수(人獸)공통전염병'입니다. 인수공통 전염병이란 동물이 감염되는 병원체가 사람에게도 전염되는 질병을 말합니다. 인간이 진화하는 동안 인간의 반대편에 있는 야생 동물들도 진화합니다. 그리고 인간과 야생 동물 안에 있는 기생충, 세균, 바이러스 역시 진화합니다. 즉 진화하는 긴 시간 속에서 모든 동물들은 자기만의 바이러스를 가지고 있습니다. 특정 종에만 있는 바이러스도 있고 특정 집단에만 있는 경우도 있습니다. 야생에는 우리가 다 파악할 수 없을 정도로 수많은 바이러스들이 존재합니다. 그런데 사람이 야생동물과 접촉을 하게 되면 특정 야생동물에만 있던 바이러스는 인간이라는 새로운 숙주로 옮겨갈 수 있는 기회(혹은 재난)를 얻게 됩니다. 바이러스 입장에서는 오랜 시간동안 잘 적응된 야생 동물이 아닌 새로운 숙주인 인간에게 가는 것은 기회이자 재난이 될 수 있습니다. 이렇게 얼떨결에 옮겨간 바이러스는 새로운 숙주에게 잘 살 수 있느냐와 이후 여기에서 증식할 수 있느냐가 중요하게 됩니다. 대부분의 바이러스는 새로운 숙주에 적응 못하고 죽어 버리거나 증식 못하고 그 세대에서 끝이 납니다. 그런데 만약 이 바이러스들이 인간에 적응하면 우리 몸은 난리가 납니다. 우리 몸은 위험한 이 물질을 공격하는 면역시스템이 있습니다. 하지만 예전부터 있던 바이러스가 아닌 전혀 새로운 바이러스가 침투하면 즉각적이고 효과적인 면역체계가 작동하기 어렵습니다. 백신이나 치료제를 만들기도 까다롭습니다.

중요한 건 최근 신종 코로나 바이러스 창궐에서 보듯이 야생 바이러스가 이런 기회를 능동적으로 찾아 다니는 게 아닙니다. 이런 종간 감염이 우연히 이루어지기 보다는 인간의 이기심이나 탐욕 때문에 이루어지는 경우가 많습니다.

이것은 동물에게도 마찬 가지입니다. 인간에게 치명적인 병을 일으키는 에이즈 바이러스의 원인균인 인간면역결핍바이러스(human immunodeficiency virus; HIV)는 원래 인간의 병이 아닙니다. 수백만년 전부터 중앙아프리카의 붉은 콜로부스 원숭이는 '원숭이면역결핍바이러스(simian immunodeficiency virus; SIV)'에 감염되어 있었습니다. 이 원숭이에게는 인간과 달리 별 증상이 없습니다. 그런데 과일만 먹던 침팬지가 어떤 이유인지 이 원숭이를 사냥하게 됩니다. 사냥이라는 과정을 통하여 침팬지는 질 좋은 단백질을 얻지만 동시에 이 질환을 얻게 됩니다. 침팬지에게서 옮겨온 질환은 다시 인간에게 옮겨 갔지만 수십 년간 아프리카에만 국한된 풍토병이었습니다. 그런데 이것이 어느 순간에 전세계로 옮겨 간 것입니다. 사냥이란 폭력적인 방법과 다양한 신체 장기의 날 것에 노출될 때 특히 위험합니다.

제가 보았던 환자의 경우에도 정력에 좋다는 이유 하나만으로 야생에서 잘 뛰어다니는 개구리나 뱀을 꿀꺽 하는 버릇(그것도 생으로) 때문에 뱀 안에서 잘 살던 스파르가눔으로 고생하였던 것입니다. 졸지에 집이 바뀐 스파르가눔도 살려고 여기저기 모르는 길을 가다가 길을 잃고 뇌까지 가게 된 것입니다.

특히 중국에서는 상당수의 중·장년층이 실제 효과와는 별개로 특정 종류의 야생 고기를 몸에 좋다거나 별미라며 찾는 경향이 있다고 합니다. 문제는 이런 것들은 상당수가 비위생적인 환경에서 길러졌거나 야생에서 잡아온 것들이기에 보균 위험성이 있습니다. 실제로 사스와 2014 서아프리카 에볼라 유행도 그 시작은 야생 박쥐를 날 것으로 섭취한 것 때문이라고 합니다.

1997년 발표된 미야자키 하야오 감독의 원령공주는 제가 아주 감명 깊게 본 영화입니다. 배경은 무로마치시대 일본입니다. 어느 날 숲에 있어야 할 멧돼지가 총에 맞고 괴로워 하다가 미쳐 마을로 내려옵니다. 재앙신이 된 것입니다. 이 멧돼지를 막기 위해 죽일 수 밖에 없던 주인공 “아시타카”는 이 멧돼지에 접촉하게 되고 저주에 걸려버립니다. 이 저주는 “아시타카”의 뼈를 파고들어 결국 죽게 만드는 저주입니다. 저주의 원인은 좀 더 많은 이익을 내거나 더 잘 살기 위해 숲(자연)을 이용하려는 인간과 필사적으로 삶의 터전을 지키려는 짐승들의 갈등입니다.

질병적인 관점에서 보면 멧돼지라는 야생 동물에 접촉해서 주인공은 인수공동전염병에 걸린 것 입니다. 멧돼지가 재앙신이 된 것도 광견병과 같이 뇌를 침범하는 질환에 감염되었을 수도 있지요. 이 병은 잠복기가 있습니다. 주인공은 이 잠복기 내에 이병의 원인을 알아내고 치료하고자 노력합니다. 우여곡절 끝에 주인공은 이 병을 치료하고 이 병의 원인이나 예방법도 알게 됩니다. 인간과 숲 각자 영역을 지키면서 서로 공존하며 잘 살아야 한다는 것 입니다.

하지만 생존이 우선인 무로마치 시대(현대 시대에도)에 원인을 알아도 인간과 자연의 대립의 궁극적인 해결은 쉽지 않습니다. 인간이지만 늑대의 딸로 태어나 숲을 대변하는 여자 주인공 “산”과 인간이지만 이들을 공생하게 하려고 노력하는 “아시타카”는 이 문제의 완전한 해결점을 찾지 못합니다. 이 영화의 마지막 장면에서 “아시타카”와 “산”의 대화가 이를 보여 줍니다.

산 : 너는 좋아. 하지만 인간은 용서할 수 없어.
아시타카 : 그래도 좋아. 산은 숲에서 나는 타타라바 마을에서 살자.
함께 살자. 만나러 갈게. 야쿠르와 함께.

이렇게 이야기를 하고 영화는 끝이 납니다.

비틀즈의 마지막 앨범의 넘버원 곡은 ‘Let it be’입니다. 제가 아주 좋아 하는 노래이지요.

“When I find myself in times of trouble. Mother Mary comes to me. Speaking word of wisdom, let it be.”

이것을 충청도 출신의 우리 어머니의 말로 번역하면 다음과 같습니다. “내가 사고 치면 어머니가 하던 말…. 냅 둬……” 입니다. 그야말로 아들 때문에 평생 고생하면서 쌓은 어머니의 인생의 철학이 숨어 있지요.

반면 ‘So be it’이라는 말도 있습니다. 2005년에 상영되었던 리

들리 스콧 감독의 '킹덤 오브 헤븐(Kingdom of Heaven)'에서 아주 많이 나오는 말입니다. 이 영화는 중세에 예루살렘이라는 성지를 놓고 기독교와 이슬람교가 서로 차지하려 했던 길고 긴 '십자군 전쟁' 이야기 입니다. 십자군에 의하여 기독교도에게 점령된 예루살렘을 이슬람의 살라딘이 결국 탈환합니다. 살라딘이 예루살렘을 점령한 후, 쓰러진 십자가 동상을 바로 세워서 탁자에 놓는 마지막 장면은 'So be it'을 그대로 표현하는 듯 합니다. 살라딘은 예루살렘을 군사적으로 점령하였지만 그렇다고 해서 이것을 본인이나 이슬람의 뜻 만으로는 마음대로 할 수가 없는 것을 알고 있는 것이지요. 그래서 살라딘은 인정하지 않는 적의 십자가도 일단 그 자리에 두는 것입니다. 이 장면은 'Let it be 즉 냅둬….'와는 느낌이 아주 다르지요.

'Let it be'가 물 흐르듯 순리대로 하는 것이라면 'So be it'의 뜻은 순리이던 아니던 일단 그대로 둔다는 의미가 있습니다. 'Let it be'가 현자의 해결책이라면 'So be it'은 평범한 인간의 해결책이 아닌가 합니다. 답은 잘 모르겠습니다. 일단 이 상태에서 봉합하고 시간을 두고 생각해보자는 것이지요. 원령공주에서 두 주인공이 나눈 대화도 비슷한 맥락이라고 생각합니다. 인간은 아주 많은 것을 알고 있다고 생각하지만 너무나 모르는 것이 많은 존재입니다. 일단 이것을 인정해야 지금 겪고 있는 신종 코로나에 대해서 좀 더 지혜롭게 헤쳐 나갈 것 수 있을 것 입니다.

참고 문헌

1. Genetic evolution analysis of 2019 novel coronavirus and coronavirus from other species.Li C, Yang Y, Ren L. Infect Genet Evol. 2020 Aug;82:104285.

제15장. 며느리와 시어머니 이야기

제15장. 며느리와 시어머니 이야기

제목: "때때로 시럽 속에서 생각한다는 느낌이 들어요"- 조기 발병 치매 환자의 자아 상실 경험("Sometimes it feels like thinking in syrup" - the experience of losing sense of self in those with young onset dementia.) 1)

저자: Busted LM, Nielsen DS, Birkelund R.

결론: 조기 발병 치매 환자는 자기 자신 조절 능력을 상실하고, 자아가 사라짐에 따라 가족에게 부담이 되는 것을 느낀다. 그리고 굴욕적인 미래에 대한 공포를 갖는다.

논문명: Int J Qual Stud Health Well-being. 2020 Dec;15(1):17342

이 논문은 65세 이전에 발병하는 조기 발병 치매 환자가 어떤 경험을 하는지 알기 위한 연구입니다. 65세 이전에 치매가 생기는 환자는 많지는 않지만 저도 가끔 볼 정도로 아주 적지도 않습니다. 임상적인 차이 뿐 아니라 환자가 처하고 있는 가정적, 사회적 등 여러 이유로 이들에 대한 접근 방법이 나이가 들어 발병한 일반적인 치매 환자와 다를 수가 있습니다.

조기 발병 치매 환자들은 증상이 시작되었을 때 아직 직장에서 일하고 있는 경우도 많고 주변 사람들이 이들의 증상을 이해하지 못하는 경우가 많아서 상처도 많이 받지요. 나이가 들어서 생기는 치매 환자에 비하여 이들은 여러가지 경제적 문제가 있을 수 있습니다. 뿐만 아니라 아직도 어린 자식이나 건강한 부모가 생존해 있을 수도 있어 가족에 대한 의무가 남아 있는 경우가 많습니다. 능력 저하에 따른 자존감 상실이 더 심하게 나타나고 현재의 역할과 미래에 대한 불안이 더 클 수밖에 없습니다. 반면 가족들은 환자의 병으로 미래가 없어졌다고 생각할 수 있고 이런 생각 때문에 환자에게 죄책감을 느끼기도 합니다.

저자들은 조기 발병 치매 환자가 어떤 주관적인 경험을 하는지를 알기 위하여 질적 연구를 하였습니다. 연구대상은 15개월 이내에 치매 진단을 받은 9명의 조기 발병 치매 환자를 대상으로 하였고 방법으로는 이들에게 반구조화된 면접(semi-structured interview)을 시행하였습니다. 이 면접에는 과거 사전 연구들을 참조하여 일련의 개방형 질문을 이용하였고 이 면담은 모두 녹음하였습니다. 이러한 개방적 질문 방식에 대하여 환자의 답변방식은 매우 주관적이고 다양합니다. 어떤 때는 은유적인 표현으로 답변하기도 힙니다. 예를들어 어떤 여자 환자는 잘 생각이 나지 않는 것을 “시럽속에 빠져서 생각하는 것 같아요. 생각은 할 수 있는데 시간이 오래 걸리고 머리가 끈적하고 어려워요.(Sometimes it feels like thinking in syrup—it is possible, but it takes a long time, it's sticky and it's difficult …)."라고 말하였습니다.

이런 주관적이고 개방적인 답변 모두를 데이터로 수집합니다. 이후 이 데이터를 성찰적 주제 분석(reflexive thematic analysis) 방법으로[2)] 의미있는 항목을 찾아내 분석합니다. 연구의 결론은 조기 발병 치매 환자들은 ❶ 환자 자신이 자신을 통제할 수 없다는 것 ❷ 환자 자신의 자아가 사라져 가면서 자신의 존재가 가족에 부담이 된다는 것 ❸ 다가올 굴욕적인 미래가 공포스럽다는 것을 느낀다는 것 입니다. 부수적으로 이들은 가족에 대한 부담감으로 자살을 긍정적으로 생각하고, 길을 잃고 이 때문에 자아가 상처받기 보다는 감시받는 위치 추적장치 장착이 오히려 좋다고 생각합니다. 이는 이전에 알려지지 않은 새로운 사실들입니다. 이 연구는 조기 발병 치매 환자들이 인지기능 장애가 있음에도 불구하고 자신들의 경험, 극복 노력, 공포, 미래에 대한 소망 등을 표현할 수 있다는 것을 보여 줍니다. 물론 시간이 지남에 따라서 이런 능력이 점차 사라질 수 있지만 저자들은 이들의 감정이나 생각을 이해하는 것이 중요하다는 것을 강조합니다. 결론은, '조기 발병 치매 환자도 우리와 똑같은 것을 고민한다. 자신을 고민하고, 가족을 고민하고, 미래를 고민한다'는 것 입니다.

10년 전부터 경도인지장애로 제 외래에 오시는 85세 할머니가 있었습니다. 지금은 초기 치매로 살짝 진행하였지만 아직은 혼자서 버스 타고 걸어서 오시고 1년에 1~2번은 며느리나 딸과 병원을 방문하십니다. 치매 약 하나만 먹으면 될 정도이고 외출을 포함한 일상적인 생활 수행 능력에 큰 문제가 없으십니다. 매년 정기적으로 인지기능 검사를 하지만 크게 나빠지지 않고 잘 지내고 있었습니다. 그래서 별 생각 없이 할머니가 오시면 간단한 설명과 약을 처방하였습니다. 다시 할머니가 방문하면 또 약을 처방하고 그렇게 10년의 세월이 흘렀습니다.

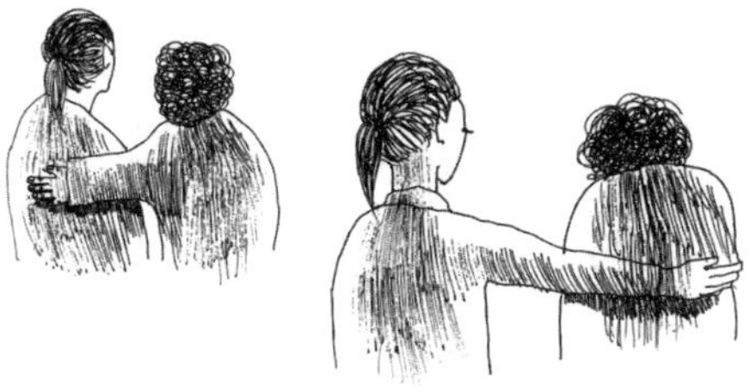

그런데 이번에는 아주 오래간만에 며느리와 같이 병원에 오셨습니다. 저는 늘 하던대로 할머니에게 별일 없었는지 물어봅니다.

할머니 역시 별일 없다고 하시고 저는 똑같은 약을 처방하고 보내려고 합니다. 그런데 갑자기 며느리가 저번 달에 시행한 인지기능 검사가 어떤 지를 물어 봅니다. 별 변화가 없다고 하자 며느리가 저에게 넋두리를 합니다. 며느리는 할머니가 작년부터 급격히 사람의 말을 잘 못 알아듣고 대화를 이해하지 못하는 경우가 많다고 합니다. 그런데 문제는 말귀만 못 알아듣는 것이 아니고 가끔은 누가 물건을 훔쳐갔다고 하는 것입니다. 이것 때문에 며느리는 이번 제사 때 온 시누이와 한바탕했다고 합니다. 게다가 할머니가 청력도 급격히 안 좋아진 것도 문제였습니다. 며느리는 치매도 문제이지만 청력 문제가 심각하다고 생각하고 시어머니에게 보청기를 하라고 하지만 시어머니가 이것을 완강히 거부하였습니다. 그래서 며느리는 저에게 보청기를 하도록 시어머니를 설득해 달라고 하였습니다. 저는 할머니에게 보청기의 필요성을 설명하고 며느리의 말을 들으라고 하였습니다. 그런데 할머니는 필요 없다고 합니다. 자기 병은 자기가 잘 안다고 하는 것이지요. 그러자 며느리가 폭발합니다. "아니 이번 제사 때 어머니가 반지가 없다고 시누에게 이야기 하여 시누가 제사 때 와서 옥신각신 했는데 결국 어머니 책상 속에서 나오지 않았어요. 그때 제가 얼마나 난감하고 화가 났는지 몰라요. 제가 그렇게 잘 찾아 봐 달라고 이야기해도 못 들은 척 하더니….” 그리고 그 자리에서 펑펑 웁니다.(continue…..)

이 논문은 일반적인 의사들에게는 생소한 연구방법을 사용하였었습니다. 대부분의 의사들은 고등학교 때 이과를 선택하고 의과대학을 갑니다. 교육 과정이 전형적인 과학자 훈련입니다. 의학(과학)에서의 논문은 대부분은 어떤 것을 설명하고 싶어합니다. 예를 들어 어떤 병에 새로운 약이 진짜로 효과가 있는지를 설명하기를 원하지요. 그러면 이 약과 위약을 투약하여 둘 사이에 어떤 차이가 나는 지를 계량화(숫자화) 한 후 통계라는 이름으로 이것을 결정합니다. 이런 것을 ‘양적연구(quantitative study)’라고 합니다.

반면 이 논문에서 이용하는 방법은 ‘질적연구(qualitative study)’입니다. 질적연구는 현상을 개념화, 범주화, 계량화, 이론화 이전의 자연 상태로 환원하여 최대한 “있는 그대로” 혹은 “그 본래 입장에서” 접근하는 연구 방법입니다. 질(質, quality)이라는 것은 비교하기 이전의 상태, 또는 측정하기 이전의 상태를 말하지요. 좀 쉽게 설명하면 양적 연구의 목적은 설명이고, 질적 연구의 목적은 이해입니다. 설명과 이해 어떻게 보면 같은 의미인 것처럼 보입니다. 설명의 사전적인 의미는 "어떤 일이나 대상의 내용을 상대편이 잘 알 수 있도록 밝혀 말함. 또는 그런 말(네이버 국어 사전)"입니다. 즉 설명은 이유를 밝히는 것이고 그 이유는 원인에 해당한다고 할 수 있습니다. 결국 양적연구는 설명을 위한 것이며 곧 어떤 사물 사이의 인과관계를 밝히는 것이 목적입니다.

그러면 이해의 사전적 의미는 무엇일까요? 이것은 "남의 사정을 잘 헤아려 너그러이 받아들임(네이버 국어 사전)"입니다. 이해는 다른 사람의 사정을 헤아리는 것입니다. 사람들이 어떤 행동을 할 때는 어떤 사정이 있을 것입니다. 사정을 헤아린다는 것은 단순히 원인을 파악하는 것과는 조금 다릅니다. 이것은 행위자, 상대방의 심리 상태를 헤아리는 것이지요. 그러기 위해선 때로는 내가 그 사람의 입장이 되는 감정이입도 필요합니다. 이런 태도는 양적연구에서는 편향(bias)이라고 해서 절대 하지 말아야 하는 것입니다.

질적연구는 매우 다양하고 오랜 시간 훈련이 필요한 어려운 것입니다. 이 연구에서 사용된 방법론 역시 간단히 설명할 수 있는 분야는 아닙니다. 결국 의사들은 질적연구를 접하기도 어렵고 대부분 이와 관련된 어떤 훈련도 받지 못 합니다. 양적연구 훈련만 받은 의사들은 환자를 치료할 때는 알게 모르게 철저히 방관자 입장에서 환자가 아닌 병을 보려는 경향이 있습니다.

그런데 의사라는 직업은 어떤 직업일까요? 특히 환자의 신경이나 정신을 치료하는 의사는 자연과학자와 인문과학자의 양면성을 갖을 수밖에 없습니다. 의사는 질병이라는 자연과학적인 면과 사람이라는 인문과학적인 면 모두에 관심을 가져야 합니다. 아니 가질 수밖에 없습니다. 병은 따로 하늘 위에 존재하는 것이 아니고 인간 안에 있는 것이기 때문입니다.

처음으로 질병을 병력이라는 관점에서 본 사람은 그리스의 히포크라테스입니다. 그는 질병은 일정한 경과가 있어서 처음 증상 이후 여러 과정을 겪고 치료가 되든지 아니면 치명적인 결말로 끝난다고 생각하였습니다. 히포크라테스가 말한 병력은 처음 인턴으로 일를 시작할 때 열심히 하던 병력 청취와 기록을 이야기 합니다. 그런데 문제는 여기에는 질병이 주체이지 정작 그 병을 앓고 있는 개인에 대해서는 별로 관심이 없다는 것 입니다. 환자가 치매가 생기게 되고 이것을 알게 되고, 또 필사적으로 여기에서 탈출하려고 발버둥 치는 그 환자, 그 당사자 자체에 대해서는 의사들은 대부분 관심이 많지 않습니다. 예를 들어 “자꾸 넘어지는 58세의 여자 환자의 증례”와 같은 피상적인 문구 안에는 58세, 여자, 환자 이외에는 이 사람이 어떤 사람인지, 무슨 생각을 하는지, 어떻게 이를 극복하려고 노력하는지 등에 대한 아무런 정보나 관심이 없습니다.

알츠하이머 박사가 죽은 지 80년이 지난 1995년 12월 21일 그가 처음으로 알츠하이머병이라고 진단하였던 환자 '아우구스테 데테르(Auguste Deter)'에 대한 자세한 의료 기록이 발견되었습니다. 이 기록에는 아우구스테의 병에 대한 기계적 기술 뿐 아니라 다양한 인간미 넘치는 임상체험이 글로 남겨져 있습니다. 이렇게 환자를 중심으로 두고 병을 서술하는 전통과 습관은 19세기에 절정을 이룬 후 의학의 객관화 속에 쇠퇴하였습니다.

신화나 고전을 보면 다양한 영웅이 역경을 이겨가면서 세상을 바꾸기도 하고 비극적인 최후를 맞기도 합니다. 우리는 이것을 보고 웃기도, 울기도, 감명도 받습니다. 그런데 지금 우리가 만나는 환자들 하나하나가 지금 병과 벌이는 투쟁은 어느 것 보다도 감동적인 서사가 되고 신화도 될 수도 있습니다. 하지만 우리는 그냥 객관화와 숫자에 매몰되어 인간 그 중요한 것을 놓칠 수가 있습니다. 환자가 느끼는 감정, 생각 등에 대해서 귀를 기울이고 병보다 그 환자의 감정 생각을 중시 할 때 비로서 치료에서 환자가 주체가 되는 것이지요.

(앞에서 연결…..) 며느리가 펑펑 울면서 저에게 이야기를 합니다.

그 제사는 20년 전 사별한 남편의 제사였다고 합니다. 며느리는 45세 때 남편이 두아들과 시어머니를 남겨두고 떠났다고 합니다. 그런데 이 시어머니 역시 나이 47세 때 남편(며느리의 시아버지)이 죽었다고 합니다. 시어머니 역시 남편 없이 어렵게 긴 세월 동안 1남7녀 8명을 키운 것이지요. 며느리는 남편이 죽으면서 아들과 어머니를 보살펴 달라고 한 부탁으로 지금까지 시어머니를 모시고 어렵게 살아왔던 것입니다. 힘들었지만 여러 정으로 오랜 세월을 같이 살아온 것이지요. 그런 시어머니가 최근 이러니 속상할 수밖에 없지요. 감정 수습이 안되고 눈물이 많아져 더 이상의 면담은 불가능하였습니다. 일단 며느리를 방에서 내보내니 이제는 할머니가 웁니다. 며느리를 보면 자신의 과거가 생각나고 너무 고맙다는 것입니다. 그렇게 서로 잘 의지하고 살았는데 이제 할머니의 머리가 안 좋아졌습니다. 할머니는 지금까지는 집안에서 역할도 있고 이를 잘 해왔고 또 집안에 도움이 될 것이라고 생각하였습니다. 그런데 이제 이것이 불가능하다고 생각하니 불안하고 우울하고 죄책감을 느낀다고 합니다. 할머니는 차라리 안 듣고 못 알아듣는 것이 지금껏 고생한 며느리를 위하는 것이라고 생각합니다. 이제는 치매처럼 보여져야 국가에서 지원도 받고 빨리 요양원에 들어갈 수가 있다고 생각하는 것이지요. 조금이라도 며느리가 젊었을 때 놔주고 싶다고 합니다. 넋두리가 끝날 무렵 며느리가 다시 외래로 들어옵니다. 일단 두 분을 잘 달래고, 처방을 냅니다. 항상 하는 처방…Repeat….. 하지만 며느리에게 시간내서 혼자 외래를 다시 방문하라고 이야기 하였습니다.

한참을 이야기 하다 보니 이미 외래가 끝난 지는 한참이고 밖은 어둑어둑 해졌습니다. 밖에 나와서 안피던 담배 한대를 물었습니다. 환자가 어떤 삶을 살았는지 무엇을 생각하는지 제대로 한마디도 물어 보지 않은 내가 10년 동안 환자에게 무엇을 하였나 하는 생각이 떠나지가 않았던 날입니다.

후기. 이런 우여곡절이 지나가고 할머니는 좋아졌습니다. 다음에 왔을 때는 오른쪽 귀에 보청기를 끼고 며느리가 비싼 것을 사주었다고 자랑도 합니다. 훨씬 인지기능도 좋아 보입니다. 무엇이 이런 변화를 가져 왔을까요? 할머니에게는 두 손자가 있었습니다. 어렸을 때부터 경제를 떠맡아야 했던 며느리를 대신하여 할머니가 이들을 키웠습니다. 그런데 이 일이 있고 나서 큰 아들이 결혼 이야기가 나오게 됩니다. 큰 아들은 처갓집에 자기를 키워 주신 할머니 자랑을 하였고 이 말에 처갓집에서 호감을 가졌다고 합니다. 그래서 할머니가 결혼식에 중요한 역할을 하게 되었습니다. 역할이 생긴 것이지요. 그리고 그 역할을 더 충실하게 하기 위해서 좀더 이 자리를 지켜야 하겠다고 생각하게 된 것입니다. 세상은 약으로만 돌아가는 것은 아닌 것 같습니다.

참고 문헌

1) "Sometimes it feels like thinking in syrup" - the experience of losing sense of self in those with young onset dementia. Busted LM, Nielsen DS, Birkelund R. Int J Qual Stud Health Well-being. 2020 Dec;15(1):17342

2) Using thematic analysis in psychology. Braun V and Clarke V. Qualitative Research in Psychology. 2006 3 (2): 77-101.

제16장. 화이트 아웃

제16장. 화이트 아웃

제목: 중년 여성에서 수면의 특징과 뇌 MRI 영상의 백질 고강도와의 관계 (Sleep characteristics and white matter hyperintensities among midlife women) 1)

저자: Thurston RC, Wu M, Aizenstein HJ, Chang Y, Barinas Mitchell E, Derby CA, Maki PM.

결론: 중년 여성에서 액티그라피로 측정된 입면 후 각성(waking after sleep onset) 정도가 뇌 MR에서 보이는 백질 고강도와 유의하게 연관성이 있었다(p = 0.002).

논문명: Sleep 2020 Jun 15;43(6):zsz298.

수면 장애는 중년과 노년 여성에서 매우 흔합니다. 한국에는 정확한 통계가 없지만 미국에서는 갱년기나 폐경기 여성의 1/3에서 2/3정도가 수면 장애가 있다고 합니다. 수면 장애는 단순히 나이가 들어서 생길 수도 있지만 다양한 갱년기 증상과도 연관되어 있습니다. 폐경 후 호전되지 않고 수면 장애가 지속되면 고통스러울 뿐 아니라 여러 기능 장애를 초래합니다. 수면장애가 그냥 단순한 불편으로 끝나는 것이 아니라 심각한 건강상의 문제를 일으킬 수도 있는 것이지요. 최근에는 수면 장애와 뇌졸중의 연관성에 대해서 많은 연구가 나오고 있습니다. 또한 수면장애가 뇌 MRI에서 보이는 백질의 고강도와 연관되어 있다는 보고도 있습니다. 뇌 MRI에서 백질의 고강도는 뇌 내에 작은 소혈관 경색이나 점상 뇌출혈 등의 혈관성 질환이 있다는 것을 의미할 수 있습니다. 그리고 이것은 앞으로 뇌졸중이나 혈관성 치매가 생길 가능성이 높다는 표식인자로 해석될 수 있습니다.

이 연구는 수면 추적기인 액티그라피로 증명된 수면 장애가 뇌 MRI에서 보이는 백질의 고강도와 어떤 연관이 있는지를 확인하기 위한 것 입니다. 이를 위하여 임상적 뇌졸중이나 치매 증상이 없는 45~66세의 중년기 여성 122명을 대상으로 수면 검사와 뇌 MRI 영상을 촬영하였습니다. 수면 분석은 액티그라피를 이용합니다. 이것은 우리가 흔하게 사용하는 스마트워치에도 숨겨져 있는 것으로

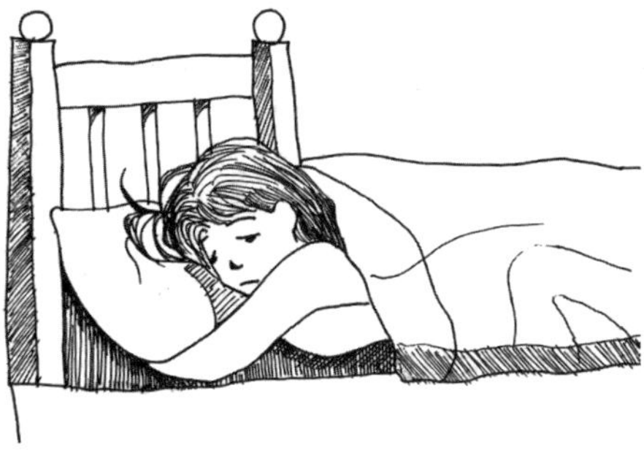

아주 작은 움직임까지도 정밀하게 감지 할 수 있는 정교한 모션 추적기입니다. 다양한 수면주기에서 나타나는 모션 추적으로

수면의 단계나 깨어 있음을 알 수 있는 것입니다. 연구 대상자에게 뇌 MRI 촬영을 하였고 3일동안 액티그라피를 착용하고 자게 한 후 수면 일기를 쓰도록 하였습니다. 뇌 MRI에서는 백질의 고강도를 분석하였습니다.

액티그라피를 이용한 수면의 일차결과지표(Primary outcome)는 입면 후 각성(Wake after sleep onset; WASO)입니다. 입면 후 각성은 수면 후 중간에 각성되는 시간을 말합니다. 이것이 증가한다는 것은 잠을 중간 중간에 깬다, 즉 파편화된 수면(fragmented sleep)을 의미합니다. 이외에도 총 수면 시간(Total sleep time), 수면의 주관적인 만족도를 표시하는 Pittsburgh Sleep Quality Index(PSQI)를 수면 검사의 지표로 사용합니다. 이들의 수면 결과와 뇌 MRI에서의 백질 고강도 정도와 연관 관계를 비교하였습니다. 결과는 여러가지 다른 요소를 고려하여도 입면 후 각성 정도가 뇌 MRI 백질 고강도 정도와 유의하게 연관되어 있었습니다. 반면 총수면 시간과 주관적인 수면 만족도는 뇌 MRI 백질의 고강도와 유의한 연관이 없었습니다.

결론은 '중년기 이후의 여성에서 잠을 잘 못 자는 것과 뇌의 작은 소혈관 질환은 연관이 있다. 다만 이 연구는 단면 조사 연구이므로 뇌의 소혈관 병변으로 잠을 못 자는지, 잠을 못 자서 뇌의 소혈

관 병변이 생겼는지는 알 수가 없다. 어쨌든 잠을 잘 자야 한다….'
는 것 입니다.

진화론적으로 볼 때는 인간에게 수면이 왜 있어야 하는지는 의문입니다. 특히 인간은 일반 포유류와 비교할 때 상당히 오랜 시간을 자며 특별한 자극이 없는 한 도중에 깨는 일도 없습니다. 거의 매일 밤 무방비상태로 5~7시간 이상 잠이라는 죽음과 같은 일종의 임사(臨死) 상태에 빠집니다. 적어도 이 시간 동안은 외부의 공격이나 침입에 인간은 무방비 상태로 노출되어 있습니다.

인간처럼 아무 생각없이 자는 동물은 드물다고 합니다. 예를 들어 돌고래들은 잠을 잘 때 우측 뇌와 좌측 뇌 반만 수면을 하고 그 시간 동안 다른 뇌는 망을 봅니다. 밤새 계속 날아 가야하는 갈매기 역시 이런 방법을 취한다고 합니다. 아니면 대부분의 동물은 아주 짧은 시간을 자기도 하고 서서 자기도 합니다. 코끼리는 눕지 않고 서서 잠을 잠으로써 자신을 보호합니다. 재미 있는 것은 안전이 확보된 새끼 코끼리는 어미 코끼리 사이에 누워서 편하게 잔다고 합니다. 어쩌면 인간이 이렇게 편하게 누워서 자는 것은 집과 같이 외부로부터의 공격을 방어할 수 있는 안전 시스템 발달에 의한 후천적인 진화인지도 모릅니다.

그러면 치명적인 안전의 희생을 댓가로 잠은 무엇을 제공할까요? 잠의 역할에 대해서는 피로 회복과 재충전이론, 뇌 속의 노폐물 제거 이론, 뇌신경 휴식 이론 등 다양한 이론이 있습니다. 한 가지로 꼭 짚어 이야기 하기 힘들지만 하루 밤만 못자도 일의 효율이 떨어지고 괴로운 것을 보면 잠은 우리에게 아주 큰 무엇인가를 주는 것 같습니다.

문제는 현대 사회에서는 이러저러한 이유로 이 수면의 질이 현저하게 낮아진다는 것 입니다. 전기가 발견되기 이전 농업사회에서는 해가 지면 집에 들어가 어둠 속에서 잠을 잤고 해가 뜨면 일하러가는 아주 규칙적이고 계절적인 순행을 하였습니다. 수면 자체의 질은 지금 보다 훨씬 좋았다고 합니다. 하지만 전기가 발견되고, 조명이 어둠의 지배를 벗어나게 함에 따라 규칙적이고 우주 순환적인 잠은 불규칙적이고 즉흥적인 잠으로 바뀌게 됩니다.

현대 사회에서는 아주 개인적이고 다양한 수면 형태를 보이지요. 이중 우리에게 가장 많은 문제가 되는 것이 파편화된 수면(fragmented sleep)입니다. 일종의 수면유지 불면(sleep-maintenance insomnia)입니다. 이것은 잠을 드는 것에는 큰 문제가 없고 총 수면 시간도 얼추 다른 사람과 비슷하기 때문에 당사자도 이를 큰 문제로 생각하지 않는 경우가 많습니다. 하지만 이런 수면을 하게 되면 피로 회복도 잘 되지 않고 낮에도 졸리며 집중이 잘 안되는 만성 피로 상태가 됩니다. 기면증, 수면 무호흡 등의 수면 질환이나 커피나 술 같은 생활 습관 등이 이것의 원인이 될 수 있습니다. 또 특정 환경 때문에 생길 수 있습니다. 예를 들어 비상 대기를 해야 하는 직업이나 밤일을 해야 하는 직업 등에서도 생길 수가 있지요. 여자들의 경우 출산 후 수유 때문에 생기기도 합니다.

그런데 이런 파편화된 수면은 신체에 어떤 영향을 줄까요? 우리 몸은 수면 주기에 따라 혈압이 자연스럽게 변동합니다. 그런데 파편화된 수면에서는 이런 자연스러운 변화가 사라지고 혈압이 오르게 됩니다. 또한 인슐린의 이용이 감소하여 당뇨병을 유발할 수도 있습니다. 뿐만 아니라 파편화된 수면은 우리 몸에 여러 염증성 물질을 분비하게 합니다. 이런 저런 여러가지 이유로 혈관을 딱딱하게 만듭니다. 특히 큰 혈관보다 작은 혈관 즉 소혈관이 더 큰 영향을 받는다고 합니다. 일반적으로 뇌의 큰 혈관에서 생기는 병은 갑자기 마비나 실어증처럼 뚜렷한 국소적인 증상을 보이는 뇌졸중으로 나타나게 되어 쉽게 인지할 수가 있습니다. 반면 뇌의 작은 혈관에 생기는 병은 마비나 뚜렷한 국소적 신경학적 증상이 없이 아주 천천히 인지기능저하, 무감동증, 대소변 장애 등과 같이 전형적인 치매 증상으로 나타날 수 있습니다. 인지하기 쉽지 않고 치료 시기를 놓칠 수 있어 주의를 기울여야 합니다. 이 연구처럼 수면 증상이외 아무런 증상이 없어도 머리가 하얗게 될 수 있는 것입니다.

일상생활에서 우리가 정신이 나가는 아웃(out)에는 2가지가 있는 것 같습니다. 첫번째는 검은 아웃인 블랙아웃(blackout)입니다. 이 말은 대부분은 대규모 정전과 같은 경우에 사용되지만 어떤 원인으로 기억이 사라질 때에도 사용하는 용어입니다. 예를 들어 남자들이 심한 음주 후 "필름이 끊어졌다"고 표현되는 단기 기억 상실도 의학 용어로 블랙아웃이라고 합니다. 블랙아웃에는 일정 기간을 전혀 기억 못하는 총괄적 블랙아웃과 부분적으로 기억하지 못하는 부분적 블랙아웃이 있는데 부분적 블랙아웃이 훨씬 흔합니다. 그래서 다른 것은 다 기억 못해도 집에 와서 부인에게 혼난 것은 아침에 기억합니다.

이보다 흔하지 않지만 하얀 아웃도 있습니다. 화이트 아웃(Whiteout)입니다. 화이트아웃은 겨울철 극지방에서 자주 나타나는 현상으로 지면이 눈으로 덮이고 하늘이 구름과 눈으로 덮여 수평선, 주위의 지물 등이 뿌옇게 보이는 대기의 빛 현상을 말합니다. 주변에 있는 지형은 그림자가 없습니다. 눈에 반사되어 모든 곳에서 빛이 들어오기 때문입니다. 화이트아웃 현상은 주로 남극과 히말라야지역에서 발생하지만 모래 사막에서도 나타날 수 있습니다. 지평선은 사라지고 하늘과 주변 지형은 보이지 않게 되어 이동할 기준점을 잡을 수가 없습니다. 방향 감각을 잃게 되고 판단력이 떨어져 실종 사고의 원인이 되곤 합니다. 대한민국에서는 실지로 경험하기 어려운 물리적 현상입니다. 하지만 이렇게 하얘지는 경험을 우리는 종종 합니다.

예전에는 대학에 들어가면 많은 동아리 활동을 하였습니다. 제가 다닐 때는 많은 이념 서클이 있었습니다. 당시는 이런 서클 하나 정도는 해야 하는 분위기였지요. 이런 동아리를 가면 머리도 더부룩하고 집에도 잘 안가는 마초 같은 선배가 무게 잡으며 후배들을 가르치거나 지배합니다. 그때는 그 1~2년 차이 밖에 나지 않는 선배의 달변에 얼마나 넋이 나갔는지 모릅니다. 그리고 술자리에 가면 이 이념이 여자로 바뀝니다. 줄줄 무용담이 청산유수로 나오는 것이지요. 너무나 놀라운 존재였습니다. 그런데 이 환상이 깨지는 사건이 있습니다. 이 선배가 소개팅을 하게 되었는데 우연히 제가 그것을 보게 된 것이지요. 얼굴이 빨개지고, 눈도 마주치지 못하고, 땀은 줄줄 나고…. 그렇게 장황하고 달변이던 그 선배는 거의 말도 못하였습니다. 그 선배의 모습이 어처구니가 없었습니다. 하지만 이런 것은 이 선배에게만 있는 것이 아닙니다. 중요한 면접에서 면접관의 아주 평범한 질문에도 갑자기 말문이 막히는 경우가 종종 있습니다. 머릿속이 하얗게 되는 것이지요. 일종의 정신적 화이트 아웃입니다.

일본의 뇌신경외과 전문의 "츠키야마 타카시"는 머릿속이 하얗게 되는 현상을 브레인 프리즈(Brain Freeze)라고 하였고 "말이 나올 듯 말 듯 혀 끝에 맴돈다(tip of the tongue)"는 표현을 쓰기도 합니다. 설단(舌端) 현상이라고도 합니다. 정보가 머릿속에 저장은 되었는데 어떤 이유로 그 정보를 인출하기 어려운 현상입니다. 어디서 정보를 인출해야 할 지를 모르고 머리가 하얗게 되는 화이트아웃이 되는 것이지요.

재미있는 것은 소혈관성 질환에 의한 인지기능 장애는 흔한 알츠하이머병과 달리 정보의 소실보다는 이러한 인출 장애로 나타나는 경우가 많습니다. 이 연구는 잠을 잘 못 자면 머리가 하얗게 되는 것을 실지로 MRI를 찍어서 보여준 것이라고 생각합니다. 우리가 별 생각 없이 하는 이야기가 실제로 뇌 속에 나타나는 것이지요. 물론 비유적인 의미이지만 말입니다.

체코의 작가 밀란 쿤데라의 "참을 수 없는 가벼움(1984년)"은 체코에서 일어난 탄압과 망명의 과정을 통하여 삶을 어떻게 보아야 하는지에 대한 작가의 성찰이 잘 드러나는 소설입니다. 제가 좋아하는 명작입니다. 이 소설에는 잠에 대한 다음과 같은 이야기가 나옵니다.

"한 여자와 정사를 나누는 것과 함께 잔다는 것은 서로 다를 뿐 아니라 거의 상충되는 두가지 열정이다. 사랑은 정사를 나누고 싶다는 욕망-이 욕망은 수 많은 여자에게 적용된다-이 아니라, 동반 수면의 욕망-이 욕망은 오로지 한 여자에게만 관련된다-으로 발현되는 것이다(Making love with a woman and sleeping with a woman are two separate passions, not merely different but opposite. Love does not make itself felt in the desire for copulation(a desire that extends to an infinite number of women) but in the desire for shared sleep(a desire limited to one woman))"

결국 우리는 같은 꿈을 꾸는 사람을 원하는 것 같습니다.

사족1: 제 친구 중에는 부인과 사이가 별로 좋지 않은 친구가 한 명 있습니다. 본인이 항상 그렇다고 이야기하니 그러려니 합니다. 그럼에도 불구하고 그는 부인과 꼭 같은 침대, 같은 시간에 잔다고 합니다. 그 이유를 물어보면 그가 이렇게 이야기 합니다. 처음에는 잠자는 시간도 깨는 시간도 달라서 불편하였는데 오래 같이 자다 보니 잠을 자는 패턴이 비슷해졌다고 합니다. 문제는 요즘 나이가 들어 중간에 잠을 깨는 경우가 많은데 얼핏 눈을 떠보면 부인도 눈 떠 있는 경우가 많아서 밤중에 깨도 외롭지가 않답니다. 저는 이 친구가 부부사이가 안 좋다고 하는 이야기를 믿을 수가 없습니다.

사족2: 실제 자연에서 화이트아웃 현상이 나타나면 어떻게 하면 좋을까요? 전문가들을 무리하게 움직이지 말고 멈추라고 합니다. 전혀 방향 감각이 없는 상태에서 움직이면 실족이나 실종 등 더 위험한 상황을 초래할 수 있으니 그 자리에 멈추어서 구조를 기다리는 게 최선이지요. 하지만 전혀 구조 가능성이 없다면 일단 눈을 감고 다시 떠서 최대한 다른 각도로 주변을 바라보아야 합니다. 이 광활한 하얀 속에서 기준이 될 무엇인가 사소한 것이라도 찾아야 합니다. 이후에 방향을 잡는 것이지요.

마찬가지로 소개팅에서 갑자기 너무 예쁜 여자가 앞에 나타나서 순간적으로 말문이 막히더라도 일단 그 자리에서 멈춥니다. 그리고 천천히 다른 각도로 그녀를 보면 의외로 사소한 것이라도 특이한 것을 찾을 수가 있습니다. 그리고 나서 한마디 하시면 됩니다. "아름다우십니다…". 그런데 그게 상황에 적절치 않으면 "패션감각이 뛰어납니다"라고 말을 합니다. 그런데 그것도 그녀에게 거짓말처럼 들릴 것 같으면 "손이 참 아름다우시네요. 저희 할머니 손과 닮았습니다"라고 말합니다. 그러면 차츰 그녀의 얼굴이 눈에 들어올 것입니다. 아 이런 요령은 제 이야기가 아니고 여자를 잘 아는 친한 친구가 가르쳐준 이야기입니다. 오해하지 말아주세요.

참고 문헌

1. Sleep characteristics and white matter hyperintensities among midlife women. Thurston RC, Wu M, Aizenstein HJ, Chang Y, Barinas Mitchell E, Derby CA, Maki PM. Sleep. 2020 Jun 15;43(6):zsz298.

제17장. 프로파일링

제17장. 프로파일링

제목: 프로테옴 접근법으로 루이소체 치매의 새로운 뇌척수액 생체표지자 발견(Identification of novel cerebrospinal fluid biomarker candidates for dementia with Lewy bodies: a proteomic approach).[1]

저자: van Steenoven I, Koel-Simmelink MJA, Vergouw LJM, et al.

결론: 루이소체 치매 환자의 뇌척수액에서 프로테옴 접근 방법을 이용하여 6가지의 새로운 생체표지자를 발견하였다.
이들 생체표지자를 기존의 진단법과 같이 사용하면 루이소체 치매의 진단에 크게 도움이 될 것이다.

논문명; Mol Neurodegener. 2020 Jun 18;15(1):36

루이소체 치매는 전체 치매 환자의 20%나 되는 비교적 흔한 질병입니다.[2] 이 병은 특징적인 증상이 있음에도 불구하고 처음 증상이 나타날 때 다양한 증상으로 나타나기 때문에 진단이 어려울 수가 있습니다. 특히 알츠하이머병에 비하여 임상적인 증상 이외에 검사나 영상 촬영에 이 병을 시사하는 특징적인 소견이 뚜렷하지 않아 더욱 진단이 어렵습니다. 허리에서 바늘로 천자하여 얻는 뇌척수액은 뇌에서 생기는 여러가지 병리 현상을 알 수 있는 아주 좋은 검사 대상입니다. 알츠하이머병의 경우에는 뇌척수액을 검사하면 이 병에 특징적인 아밀로이드단백(amyloid-β 1-42), 타우단백(t-tau, p-tau)의 양을 알 수 있습니다. 이 검사는 알츠하이머병 진단에 상당히 높은 신뢰도를 보여줍니다. 그런데 안타깝게도 루이소체 치매에서는 이런 신뢰도 높은 생체표지자가 아직까지는 없습니다. 뇌 내에 알파-시누클레인(α-synuclein)이라는 이상단백질의 침착이 루이소체 치매의 특징적인 병리 소견입니다.

이 연구의 저자들은 뇌척수액에 알파-시누클레인을 포함한 이와 연관된 이상 단백질이 있을 것이라고 생각합니다. 그리고 그것이 무엇인지를 프로테옴 접근법으로 확인하고, 확인된 단백질이 루이소체 치매 진단에 얼마나 진단적 가치가 있는지를 분석하였습니다. 20명의 루이소체 치매 환자와 정상 대조군에서 뇌척수액을 얻고 이를 질량분석법을 사용하여 여기에 있는 모든 단백질을 확인합니다. 총 1,995개의 단백질이 검출되었으며 이 중 69개가 두 군 사이에서 차이를 보였습니다. 이중 VGF(Neurosecretory Protein), SCG2(Secretogranin-2), NPTX2(Neuronal pentraxin-2), NPTXR(Neuronal pentraxin receptor), PDYN(Proenkephalin-B), 그리고 PCSK1N(Pro-SAAS)이라는 단백질이 루이소체 치매와 연관된 유력한 생체표지자로 확인하였습니다. 랜덤포레스트라는 통계적 모델을 이용하여 VGF, SCG2와 PDYN이 루이소체 치매를 정상이나 다른 질환과 감별하는데 유용함을 보여줍니다(정확도 0.82, 95% CI: 0.75-0.89). 결론적으로 저자들은 고도의 최신 기술을 이용하여 뇌척수액에서 루이소체 치매를 진단하는데 유용할 것 같은 6개의 새로운 생체표지자 단백질을 찾아냈다는 것 입니다.

1887년 발표된 코난 도일의 소설 '주홍색 연구'에서 셜록 홈즈가 군의관으로 처음 복무하다 총상을 입고 장티푸스까지 앓고 나서 영국으로 송환된 왓슨을 만나 슬쩍 훑어본 뒤 그의 이력을 술술 읊는 장면이 있습니다. 홈즈는 그를 보자 마자 "아프가니스탄에 있었군요"라는 말을 툭 던집니다. 놀란 왓슨이 그 이유를 물어보자 그는 다음과 같이 말 합니다. "의사로 보이지만 군인이라는 느낌도 있으니 군의관이 분명하다. 손목이 희니 원래 피부색이 검은 사람은 아닌데 낯빛이 검은 점으로 보아 열대 지방에서 최근 귀국했다. 얼굴이 좋지 않다. 고초를 많이 겪고 병도 앓았을 것이다. 왼팔 움직임이 자연스럽지 않은 점으로 미뤄 상처를 입은 적이 있다. 열대 지방에서 영국 군의관이 그렇게 고생하고 팔에 상처까지 입을 만한 곳은 아프가니스탄이다."

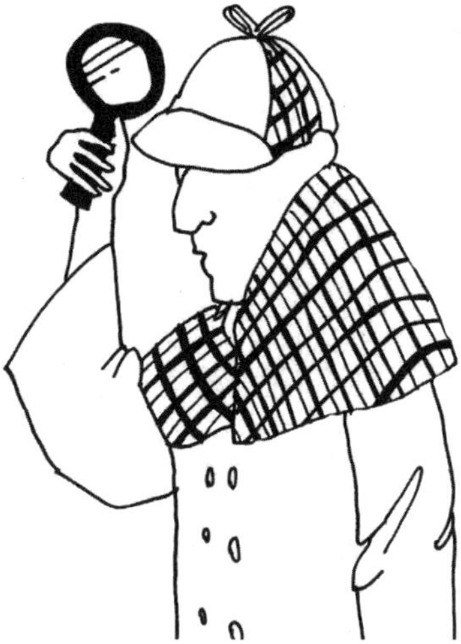

셜록 홈즈의 추리는 기본적으로 주변을 관찰하는 것 입니다. 단서를 수집하고 단서에 숨긴 의미와 단서 간의 관계를 해석하는 것이지요. 해석을 통해 단서는 정보로 거듭나고 그 정보로 사건의 진실을 추리하는 것입니다.

셜록 홈즈의 추리는 현대 범죄 수사에서 하는 프로파일링(profiling)과 비슷합니다. 범죄 수사에서 프로파일링이란 현장 증거와 기존에 축적된 범죄 관련 자료 등을 토대로 용의자의 특징과 범행 동기 등을 추정하는 작업을 의미합니다. 셜록 홈즈보다는 좀더 객관적인 통계나 자료를 이용하는 것이 차이라면 차이 일 것 입니다.

제가 즐겨 보았던 미국 드라마 '크리미널 마인드'는 FBI의 행동분석팀이라는 프로파일러 조직이 미궁 속에 빠진 사건들을 해결해 나갑니다. 이들은 사건 현장에 와서 범인을 찾기 위한 단서들을 찾아낸 뒤 일선 경찰관들에게 범인에 대한 프로파일을 설명해 줍니다. 예를 들면, "범인의 키는 180~190센티미터에, 사건 장소·지역에 대한 지식이 많으며 특정 지역에서 경제적 활동을 하고, 장기간의 병원치료를 받은 경험이 있으며, 아시아계 사람들과 관계가 깊은 사람이다. 중·고등학교시절부터 따돌림을 당했을 가능성이 많으며, 거주지는 사건 현장 반경 10킬로미터 이내이다." 현대의 셜록 홈즈인 셈이지요. 범인에 대한 프로파일링을 하면 용의자가 줄어들게 되고 경찰이 쉽게(?) 범인을 잡을 수 있도록 도움을 줍니다.

2000년부터 한국에서도 프로파일링이 경찰에 도입되었습니다. 그런데 처음 프로파일링이 현장에 보급될 때 현장에서 일하는 형사들은 이것을 굉장히 불신했다고 합니다. 그도 그럴 게 새파란 경찰 요원이 나타나서 현장사진 몇 장과 수사 보고서나 뒤적거린 뒤 범인은 학력은 어떻고 나이는 몇 살이고 직업은 무엇이다 식으로 다 아는척 떠들어 대니(?) 일선에서 노가다 뛰는 경찰로서는 '모 이런 게 있어'하며 황당할 수밖에 없었겠지요. 하지만 시간이 지나면서 프로파일링의 목적과 기법 등이 일선에서도 범죄 수사의 한 축으로 자연스럽게 받아지는 분위기인 것 같습니다.

하지만 프로파일링에 대한 부정적인 측면도 꾸준히 제기되고 있습니다. 미국의 드라마를 보면 프로파일링이 많은 범죄가 해결하는 것처럼 그려지고 있습니다. 그렇지만 일반적인 수사로 해결한 것을 프로파일링 때문이라고 하거나, 범죄자 검거 이후 프로파일링의 여러가지 중에 범죄자와 일치하는 것을 짜맞추기식으로 강조하고 일치하지 않는 것은 어물쩍 넘어가기도 합니다. 마치 점집에서 무당이 모호하게 여러 이야기를 하고 그 중 하나가 맞다고 우기는 것과 비슷할 수도 있습니다. 또 현실에서 프로파일러에 대한 과도한 신뢰는, 이들이 어떤 사회적 이슈에 대하여 프로파일링이라고 하면 언론과 대중은 이를 포장하는 부작용도 있어 왔던 것 같습니다. 결국 프로파일링을 전공한 사람이 국회에 들어가기도 합니다.

공식적으로 프로파일링만으로 범인을 검거한 케이스를 수치적으로 확인하기는 어렵다고 합니다. 무엇보다도 문제가 될 수 있는 것은 자료를 바탕으로 객관적이고 냉정하게 귀납적 사고 방식을 통하여 접근 하는 것이 아니고 사람에 따라서는 지식을 배경으로 하는 추측 (educated guesswork) 즉 연역적 사고를 하는 경우가 종종 생길 수가 있다는 것입니다. 냉정하게 돌아보면 많은 사건의 경우에 결론에 근거가 없고, 프로파일러의 추측이 근거가 되는 논리 역전 현상이 나타나게 될 수도 있습니다. 사실 좋은 프로파일러가 되기 위해서 가장 중요한 것은 이런 직관적이고 자기 중심적인 편견으로 원하는 정보만 해석하려는 유혹을 넘어서야 합니다. 점장이나 예언자가 되려는 욕망을 벗고 범죄나 사건의 연구자가 되려는 자세를 취하여만 이 사건의 용의자가 누구인지 객관적으로 추적할 수가 있는 것 입니다.

1953년 미국의 분자 생물학자인 제임스 듀이 왓슨과 영국의 분자생물학자인 프란시스 해리 콤프턴 크릭이 DNA의 구조를 발견한 이후 50년 만인 2003년에 인간 DNA의 모든 염기 서열이 해독되었습니다. 이른바 포스트게놈시대가 시작된 것입니다. 처음에는 이 유전자 지도만 알고 있으면 모든 인간 신체나 병의 비밀을 알 수 있을 것 같았습니다. 하지만 인간 유전체 염기서열이 다 밝혀졌다고 해도 이것만 가지고는 유전자의 결과물이 어떤 기능을 하는지 알 수가 없습니다. 즉 유전자가 전사(transcription)되어 어떤 단백질이 생성되는지 알아도 최종적으로 세포 내에서의 기능 여부는 이 단백질들이 얼마나 정교하고 적절하게 합성되고 또 이것이 변형되는가에 달려있기 때문입니다. 결국은 최종적으로 완벽한 모양이 갖추어진 단백질을 분석해야만 그 유전자의 세포 내 기능을 알 수 있는 것입니다.

프로테오믹스는 유전자 이후의 단백질 기능을 연구하는 학문입니다. 단백질학을 뜻하는 프로테옴(proteome)의 어미에 ~학, ~론을 의미하는 접미사 -ics 가 붙어 프로테옴을 연구하는 방법과 기술을 포괄적으로 의미하는 말입니다. 굳이 번역한다면 '프로테옴분석학' 이라고 해야 할 것입니다. 즉, 유전자 명령으로 만들어진 프로테옴(단백질체)을 대상으로 유전자의 기능 분석, 단백질의 기능이상 및 구조변형 유무 분석, 단백질의 검출 및 정량 등을 하고 질병 과정을 추적하는 분석기술을 말합니다. 그리고 이들을 질병과의 연관성을 추론해 나갑니다.

이렇게 '프로테옴분석학'이라고 하면 아주 간단할 것 같지만 매우 복잡하고 어려운 기술이 필요합니다. 단백질은 합성된 후 주변 환경에 따라 복잡하게 변형될 수도 있고, 조직에 따라 아주 다양한 농도로 존재할 수가 있습니다. 유전자의 경우에는 극미량만 존재하더라도 이를 증폭할 수 있는 중합효소 연쇄반응(PCR)이라는 방법이 있지만 단백질은 이런 방법이 없습니다. 최근 이런 문제점들이 질량분석기기의 급속한 발전으로 어느 정도 해결되고 있지만 아직까지도 기기의 성능만으로는 해결할 수 없는 부분이 많습니다.

이 논문이 길고 어려운 것이 단순히 뇌척수액의 단백질을 확인하고 정량한 것이 아니라 이것이 어떤 조건에서 어떻게 하였는지에 대한 자세한 기술이 필요하기 때문입니다. 이 연구는 이런 방법으로 루이소체 치매와 대조군 뇌척수액에서 1,995개의 단백질이 존재함을 확인합니다. 그리고 이 범위를 좁혀가면서 최종적으로는 6개의 단백질이 루이소체 치매와 연관이 있을 것이라고 추정합니다. 이것은 마치 범죄현장(루이소체 치매)이 있고 이 범죄 현장에 남겨진 여러 증거나 증인(뇌척수액에서 발견되는 단백질)이 있는데 이를 프로파일링하면서 범인을 좁혀 나가는 프로파일링 기법과 유사합니다. 일종의 단백질 프로파일링이지요.

세계에서 가장 유명한 프로파일러는 아마 셜록 홈즈일 것입니다. 소설 속 홈즈는 짧은 순간을 스캔한 후 그 여러가지 데이터를 객관적으로 분석하고 해석합니다. 그리고 범인과의 연관성을 현장에서 즉각 추리하는 듯 보입니다. 하지만 그의 이런 추리는 직관과 어설픈 추정에 의한 것이 아닙니다. 그의 추리는 평소 법의학, 범죄학, 식물학, 지질학 등 폭넓은 분야에 걸친 깊은 지식을 토대로 범인 특성을 추정하는 귀납적 사고의 결과물입니다. 프로테오믹스에서 특정 단백질을 검출하는 것도 유사한 과정을 거칩니다. 다만 홈즈가 하는 분석을 현대 과학에서는 통계라는 것을 이용하여 합니다. 이 연구에서 사용되는 군집분석이나, 랜덤포레스트 분석 등과 같이 기계학습(machine learning)에 사용되는 알고리즘을 이용하여 확인된 많은 단백질 중에 이 질병과 연관된 단백질을 찾아 나갑니다. 하지만 이러한 연구가 성과를 내려면 단지 질량 분석법에 의하여 원하는 물질을 잘 검출한다고 되는 것이 아닙니다. 검출도 어렵지만 질량분석기를 사용하여 얻은 단백질들의 특정 값을 데이터베이스에 존재하는 단백질들의 특정 정보와 비교하여 어떤 물질인지를 찾아냅니다. 우리는 홈즈가 하는 화려한 추리 과정을 즐깁니다. 하지만 홈즈의 추리 과정이 아무리 화려하여도 이를 뒷받침 할 수 있는 폭넓은 지식 즉 데이터베이스가 존재하지 않으면 가능하지 않습니다. 그런데 이 과정은 드라마나 책에는 보여주지 않습니다. 마찬가지로 아무리 좋은 질량분석기로 어떤 물질을 찾아내더라도 기존의 연구결과나 데이터 베이스가 뒷받침되지 않으면 결국 용의자를 찾아내기 어렵습니다.

결론적으로 이 연구는 굉장히 기술적이고 탐사적인 논문이라고 할 수가 있습니다. 하지만 여기에서 생체표지자라고 주장하는 뇌척수액에서의 6가지 특정 단백질이 루이소체 치매 진단에 도움이 될 것인지는 의문이 듭니다. 이 연구에서 우리가 원하였던 것은 루이소체 치매의 병태생리의 중심에 있는 알파-시누클레인이 증가된 것을 확인하는 것 입니다. 하지만 뇌척수액에서 이 이상 단백질은 검출되지 않았습니다. 너무 극미량인 것이지요. 대신 다른 대조군에 비하여 루이소체 치매 환자에서 적게 검출되는 병리적 특성이 불확실한 다른 단백질을 루이소체 치매의 생체표지자로 지목합니다. 의미를 해석하기 쉽지 않습니다. 더군다나 이 검사의 정확도는 0.82입니다. 어렵게 시행되어야 하는 수고에 비해서 진단적 가치가 떨어집니다. 과연 이 논문에서 발견된 용의자가 진짜 범인일까요? 제가 보기에는 이 논문에 발견된 용의자는 진짜 범인이 아닐 가능성이 농후한 것 같습니다. 즉 큰 조직 범죄자는 숨어 있고 행동대장 몇 명만 잡았다는 느낌을 지울 수가 없습니다. 미국 드라마에서 보면 셜록 홈즈도 범인을 놓칩니다. 그리고 맨 마지막 장면에서 자막이 뜹니다.

To be continued….

예 그렇습니다. 아직도 가야할 길이 먼 것 이지요.

참고 문헌

1. Identification of novel cerebrospinal fluid biomarker candidates for dementia with Lewy bodies: a proteomic approach. van Steenoven I, Koel-Simmelink MJA, Vergouw LJM, et al. Mol Neurodegener. 2020 Jun 18;15(1):36.

2. Lewy body dementias. Walker Z, Possin KL, Boeve BF, Aarsland D. Lancet. 2015;386(10004):1683-97.

제18장. 할아버지 이야기

제18장. 할아버지 이야기

제목: HIV 감염자가 심리적 외상에 대하여 쓴 에세이의 긍정적 부정적 표현 정도로 17년 후 생존율을 예측한다(Positive and negative emotional expression measured from a single written essay about trauma predicts survival 17 years later in people living with HIV).[1]

저자: Ironson G, Bira L, Hylton E.

결론: 이 연구는 HIV에 감염된 환자 169명을 대상으로 하였다. 이들에게 이 병 감염 후 정신적 외상에 대하여 에세이를 쓰게 한 후 17년을 추적 조사한 결과, 여기에서 자신의 감정을 잘 표현한 상위 1/3이 하위 1/3보다 3.83배 더 오래 살았다. 부정적이든 긍정적이든 정신적 외상을 글로 표현하는 것은 건강에 도움이 된다.

논문명: J Psychosom Res 2020 Jun 9;136:110166.

감정 표현이 건강에 도움이 된다는 것은 잘 알려져 있습니다. Pennebaker 박사는 감정을 표현하는 방법으로서 표현적 글쓰기(expressive writing) 기법을 개발하였습니다.[2] 이것이 정신적 외상(트라우마, trauma)에 도움이 된다는 많은 연구가 있습니다. 이것은 수술 환자에게는 재원 기간을 줄이며, 에이즈에 감염된 환자에게는 면역을 항진시키고, 병의 진행을 더디게 하는 등 정신 건강 뿐 아니라 신체적인 건강에도 효과가 있다고 합니다. 사람들은 누구나 살다 보면 적던 크던 정신적 외상을 경험합니다. 특히 에이즈처럼 건강에 치명적인 영향을 줄 뿐 아니라 사회적 시선이 따가운 경우에는 더 많이 있겠지요. 이 연구는 에이즈 환자가 자신의 정신적 외상에 대한 표현적 글쓰기를 하게 합니다. 그리고 이 글에 나타난 부정적이든 긍정적이든 감정 표현의 정도를 분석합니다.

이후 환자들을 평균 17년간 추적하면서 이 에세이에서 환자가 표현하였던 감정 정도와 생존율이 어떤 관계가 있는지를 분석하는 종단적 연구를 하였습니다. 이 연구는 에이즈에 대하여 비교적 성공적인 약물 치료가 도입되기 시작한 1997년에 시작되어 2014년까지 177명의 HIV 검사 양성자를 대상으로 진행하였고 최종적으로 169명이 연구대상자가 되었습니다. 연구대상자에 대한 기본적인 평가가 끝나면 이들에게 자기 인생을 살면서 가장 힘들고 고통스러웠던 경험에 대해서 20분 가량 에세이를 쓰도록 하였습니다. 에세이 작성이 끝나면 연구자들은 이 에세이에서 긍정적인 감정 단어, 부정적인 감정 단어, 그리고 두개를 합친 총 감정적인 단어의 숫자를 기록합니다. 참고로 이 에세이에서 가장 많은 것(정신적 외상)은 에이즈 진단을 받았을 때(56.0%) 입니다. 10.1%는 에이즈를 다른 사람에게 발각되었을 때, 8.9%는 사랑하는 사람이 사망하였을 때였습니다. 7년 추적한 2004년까지 연구대상자의 15%가 사망하였고, 17년 추적한 2014년에는 32%의 연구대상자가 사망하였습니다. 사망률을 분석한 결과 17년 전 연구를 시작할 때 트라우마 에세이에 쓰여진 긍정적이던 부정적이던 감정 표현의 정도가 생존율에 유의한 영향을 미쳤습니다.

좀더 구체적으로는 이 에세이에서 감정 표현이 많았던 상위 1/3이 감정 표현이 적었던 하위 1/3 이하인 사람에 비하여 생존율이 3.8배 높았습니다. 이를 세분해서 분류하면 감정 표현이 적은 사람에 비하여 긍정적인 감정 표현이 많았던 연구대상자들이 1.85배, 부정적인 표현이 많았던 대상자들이 2.18배 생존율이 높았습니다. 결론은 에이즈와 같이 심각한 신체적인 질병의 경우에도 감정을 표현하는 것이 건강에 좋다는 것 입니다. 삶과 죽음을 바꿀 정도로 말입니다.

이 논문은 에이즈 환자에서 정신적 외상에 대한 표현적 글쓰기 (Expressive Writing)에 나타나는 감정 표현이 환자의 미래 생존과 어떤 연관 관계가 있는지를 밝히는 연구입니다. 표현적 글쓰기는 트라우마를 가진 환자의 치료법으로 1980년대 말 Pennebaker 박사가 개발하였습니다. 아이디어는 간단합니다. 글을 통해 내 생각이나 감정을 표현하는 것이 스트레스를 줄이고 심리적·신체적인 안정을 가져온다는 것입니다. 힘든 기억을 자기 안에만 가지고 있으면 병이 더 악화되기 쉽지만 이것을 다른 사람에게 얘기하면 나아질 수 있습니다.

하지만 문제는 심리적 외상이 심하면 이것을 남에게 이야기 하기가 어렵습니다. 좋은 의사는 환자가 이야기 할 수 있게 하려고 노력합니다. 하지만 심리적 외상이 심하면 심할수록 다른 사람에게 자신의 심리적 외상을 이야기하는 것은 쉽지 않습니다.

그래서 글쓰기라는 형식이 효과적인 것 입니다. 표현적 글쓰기는 기본적으로 다른 사람에게 자신의 감정을 알리기 위해 쓰는 것이 아닙니다. 자신을 돌아보는 것입니다. 자신의 심리적 외상에 대해서 일인칭이든 이인칭이든 아니면 전혀 남인 삼인칭이든 시점의 구애를 받지 않습니다. 다만 원칙은 사건 그 자체 보다는 이 사건에 대한 자신의 감정이나 느낌에 좀더 집중해야 합니다. 즉 표현적 글쓰기는 무엇이 발생하였는가를 정확하게 쓰는 것이 아니라 벌어진 것에 대해서 어떻게 느끼는가를 쓰는 것입니다. 이 방법의 가장 큰 장점은 글을 쓰고 나서 이것을 공개하지 않아도 삭제하여도 찢어 버려도 된다는 점입니다. 지금은 예전과는 많이 달라졌지만 에이즈가 처음 나타나기 시작하였을 때는 불치병이었습니다. 더군다나 에이즈가 집중적으로 발병하는 환자들의 특수성 때문에 에이즈 환자들은 사회의 차가운 시선을 받아야만 하였습니다. 많은 에이즈 환자들은 적던 많던 정신적 외상을 경험합니다.

이 연구에서 환자들의 가장 큰 정신적 외상은 에이즈를 진단받았을 때이고 두번째가 남들이 이를 알았을 때라는 결과는 이들의 고단함을 반영하는 것 같습니다. 이 연구가 흥미로운 것은 에이즈라는 신체적 질환과 심리적 외상이라는 정신적 질환이 공존하는 환자에서 표현적 글쓰기에서 나타나는 환자의 태도가 장기적인 생존율과 연관되어 있다는 것입니다. 더 정확하게 말하면 표현적 글쓰기 자체보다는 글쓰기에서 나타나는 긍정적이든 부정적이든 감정 표현이 많을수록 생존율이 높다는 것입니다(오히려 부정적 표현이 긍정적 표현 보다 더 좋다는 것은 의미 심장합니다). 정신건강이 에이즈와 같은 지극히 생물학적인 질환의 예후에도 영향을 미치는 것이지요. 17년을 추적하여 내려진 연구 결과이므로 신빙성이 높다고 봅니다.

저는 이러한 결과가 표현적 글쓰기라는 형식 자체 때문이라고는 생각하지 않습니다. 결국 글을 쓰던 말을 하던 그림으로 그리든 그리고 그 대상이 다른 사람이든 자신이든 자신의 아픈 감정을 표현하고 이것을 응시해야 한다는 것입니다. 우리가 강하고 고통스럽게 느끼는 무엇인가를 표현하지 못 하거나 안 한다는 것은 비밀이 되어 의식적이든 무의식적이든 부단한 정신적인 노력 아니 노동을 해야 하는 것 입니다. 이것은 굉장히 힘든 일이고 이 자체가 새로운 스트레스 입니다. 시간이 지날수록 비밀을 지키기 위해 정신적으로 힘들어집니다. 감추어진 정신적 외상이 불안이나 다른 정신질환으로 바뀌게 됩니다. 뿐만 아니라 이것은 기억력 장애와 같은 인지기능장애로도 나타날 수가 있는 것입니다. 결국 정신적인 문제 뿐 아니라 신체적인 문제가 나타나게 됩니다.

이 연구에서 자신의 감정을 표현하는 에이즈 환자는 그렇지 못한 사람에 비하여 생존율이 월등히 높았습니다. 에이즈 바이러스처럼 면역계를 교란시키는 질환에서도 자신을 잘 표현하는 사람이 더 생존율이 높은 것은 정신적 건강이 신체적 건강과 매우 밀접하게 연관되어 있음을 보여줍니다.

저는 정신과 의사가 아닙니다. 따라서 다른 신체적 질환이 없이 정신적 외상 만을 가진 환자를 진료할 일은 별로 없습니다. 하지만 치매나 뇌졸중 등 신체적인 병으로 저에게 치료 받던 환자에서 이것이 정신적 외상을 유발하였거나, 악화시키는 환자는 심심치 않게 보게 됩니다. 이것을 놓치는 경우 환자는 의사가 예상하지 못하는 방향으로 나빠질 수가 있습니다.

10년도 더 된 것 같습니다. 저희 병원에 85세 된 할아버지가 입원하셨습니다. 평생 내과로 개업하고 사시던 의사분이었습니다. 그런데 입원하기 5년 전부터 기억력과 언어능력이 떨어지고 점차 잘 걷지못 하였습니다. 입원 직전에는 소변을 실수하며, 언어기능이 상당히 떨어져 이해력, 글쓰기 등이 힘들어 졌습니다. 입원 후 시행한 뇌 MRI 검사에서 다발성 뇌경색과 백질의 변화를 보였습니다. 전형적인 혈관성 치매 환자였습니다.

문제는 환자가 인지기능은 그래도 어느 정도 유지 되는데 극도의 불안감과 우울감을 호소하셨습니다. 가만히 있지 못하고, 어디로 자꾸 나가려 하고, 죽고 싶다고도 합니다. 할아버지는 틈만 나면 무엇인가 알아볼 수 없는 글을 종이에 쓰고 어딘 가에 전화를 하려고 합니다. 그런데 전화 번호는 가족이 아닌 것 같습니다. 그리고 상대방이 전화를 받지 않는 것 같습니다. 그리고 무엇인가를 감추고 있었습니다. 과도한 배회로 위험해서 할아버지를 제지하면 의료진에게 폭력을 시도하기도 하였습니다. 그의 부인과 두 아들은 어쩔 줄 몰라 했습니다. 결국 저는 다양한 약물 치료를 하였습니다. 이후 극도의 불안이나 우울, 폭력 등은 점차 누그러지는 것 같았습니다. 하지만 동시에 할아버지는 점차 말도 늦어지고 기운이 없어지십니다. 약물 부작용이지요. 그런데 문제는 면담을 하면 환자의 우울감과 불안은 사라지지 않은 것 같았습니다. 마음 깊은 곳에 가라앉아 있어 단지 들리지 않는 것 같습니다. 할아버지는 작은 목소리로 끊임없이 무엇인가 알 수 없는 말을 중얼거립니다. "고메… 나… 고메… 사이. 나… 고메…" 도대체 무슨 말인지 알 수가 없었습니다.

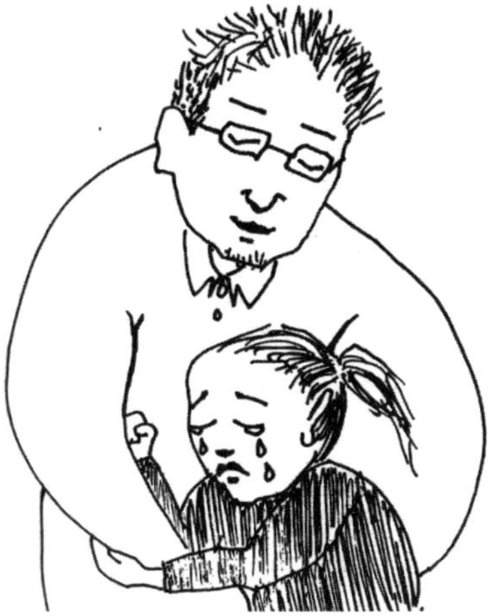

그러던 어느 날 처음 보는 할머니와 30대로 보이는 여자가 어린애를 앉고 면회를 왔습니다. 가족이나 친척은 아니었습니다. 친족이 아닌 경우 면회는 제한된다는 설명을 하였으나 그래도 지인이니 꼭 한번만 면회시켜 달라고 해서 확인후 간단한 면회를 허용하였습니다(그 당시만 해도 별 문제 없으면 자유롭게 면회가 되던 시기입니다). 이들과 같이 할아버지가 계신 병실로 올라갔는데 이미 이 병실에서는 난리가 났습니다. 할아버지가 또 비틀거리면서 배회를 하셔서 안전을 위하여 휠체어로 모셨으나 환자는 불같이 화를 내고 간병인에게 손찌검을 하고 있었지요. 이런 상황에서 이 세사람과 환자가 마주쳤습니다. 순간적으로 정적이 흘렀습니다. 할아버지는 갑자기 얌전해 지셨고 아주 정상적이고 사무적인 말투로 "거기 앉아라…."하니 그 젊은 여자가 눈물을 흘리며 대답합니다. "예, 아버지…." 할아버지는 조용히 가방에서 숨겨놓은 무엇인가를 꺼냅니다. 낡은 종이 통장입니다. 이것을 그녀에게 줍니다. 저는 예상치 못했던 반전에 당황하였습니다.

나중에 이유를 알게 되었습니다. 할머니는 할아버지의 내연녀이었고 아이를 안고 온 그 젊은 여자는 할머니(내연녀)가 사별한 남편 사이에서 낳은 딸이었습니다. 30년 전에 할아버지는 우연히 사별하고 경제적으로 힘들어하는 이 할머니를 만났다고 합니다. 이때 할머니는 막 돌 지난 어린 딸이 있었지요. 불쌍한 마음에 그녀를 도와주던 할아버지는 그만 어느 순간 그녀를 사랑하게 되었고 그녀의 딸을 자신의 딸처럼 키웠다고 합니다. 하지만 할아버지는 자신의 본처와 아들에게는 이를 말할 수가 없었습니다. 그야말로 비밀스럽게 인생을 살아온 것 입니다. 할머니의 딸은 어릴 때부터 할아버지를 자신의 친아버지로 생각하고 자랐다고 합니다. 물론 사춘기가 들어서는 사실을 알게 되었지요. 그래도 서로 인정하고 살았습니다. 그러던 딸이 7년 전 결혼을 하게 되었습니다. 딸은 할아버지에게 시댁에는 아버지는 사별하여 없다고 말하였으니 간곡히 친척어른 자격으로 결혼식에 손을 잡아달라고 부탁 하였습니다. 깊은 고민에 빠졌던 그는 자신의 본처와 아들 생각에 결국 이 결혼식에 참석을 안 합니다. 대신 결혼 선물로 통장에 돈을 넣어 주었으나 이 딸과 할머니는 이를 받지 않고 이후 이 할아버지와의 모든 관계를 끊은 것 입니다. 치매가 생기기 전 할아버지는 이들에게 사과하려고 하였으나 연락이 되지 않았습니다. 할아버지는 이후 정신적으로 힘들어 하였고 결국 치매가 생긴 것 입니다. 할아버지와 딸 모두에게는 깊은 정신적 외상이 남은 것이지요.

병원에서 벌어진 이 사건 이후 오래 동안 숨겨진 일들에 대해서 본처와 아들도 알게 됩니다. 사방에서 폭탄이 터진 것이지요. 하지만 이날 이후 환자는 불안과 우울증, 배회 폭력 등이 많이 호전되었습니다. 인지기능은 여전히 떨어져 있었지만 훨씬 정서적으로 안정되었고 편안해 보였습니다. 몇 년 동안은 잘 지낸 것이지요. 그러던 할아버지도 결국 치매 증상이 진행되었고 지병인 심부전으로 사망하게 됩니다. 사망하던 날 본처와 두 아들, 내연녀와 딸이 서로 마주치지 않으면서 임종을 같이 하였습니다. 여러 사연이 있었지만 결국 모두 현실을 받아들이고 사과할 사람은 사과하고 화해할 사람을 화해하고, 놔 줄 사람은 놔주고, 갈 사람은 가는 것 같습니다. 그런데 그 할아버지가 병원에서 배회하면서 하던 말, 제가 못 알아들었던 말은 무엇이었을까요?

고메… 나… 고메… 사이.나… 고메…

(ごめん---- な…ごめん…さい…な---ごめん)

네 그렇습니다. 제가 최근 일본어 공부하면서 알게 되었습니다. 언어기능이 손상된 할아버지가 어렵게 말할 수 있던 말은 어릴 때 배웠던 할아버지의 언어인 일본 말이었습니다(일종의 mother tongue 즉 모국어 이지요). "미안…. 미안….해… 미안…"이었습니다. 자신을 둘러싼 모든 가족들에게 하였던 말이겠지요. 이 말을 한 이후 이 할아버지는 홀가분히 자기 갈 길을 간 것 같습니다.

사족. 제가 아는 친한 친구 중 말 많은 친구 두 명이 있습니다.

젊었을 때부터 시간만 나면 술 한잔 같이 하는 친구들입니다. 문제는 이놈들이 말이 많습니다. 근엄한 유교적 가풍에서 자란 저(?)는 나가면 집안 이야기를 잘 안 하는데 이 친구들은 시시콜콜한 이야기, 마누라 이야기를 많이 합니다. 한 친구는 매번 마누라 자랑하고, 또 한 친구는 마누라 뒷담화에 여념이 없습니다. 말 많은 이 친구들을 보노라면 남자들이 여자애들 같다는 생각을 하곤 하였습니다. 30년 이상을 같이 술 먹다 보니 우리들은 나이가 들어 가고 없었던 노화 증상이 여기저기 나타납니다. 그런데 이상하게 제가 제일 빨리 늙어 가는 것 같습니다. 유교적 가풍에 심신을 단련하고 말도 잘 안하는 제가 제일 골골해지는 것 같습니다. 제일 생생한 친구는 누구일까요? 만날 때 마다 마누라 뒷담화 하던 친구가 제일 생생합니다. 역시 건강에는 뒷담화 만한 것이 없는 것 같습니다. 마누라가 동네 아줌마들 만나서 남편 욕 해도 그냥 모르는 척 하고 사는 것이 서로의 건강을 위하여 좋은 것 같습니다.

참고 문헌

1. Positive and negative emotional expression measured from a single written essay about trauma predicts survival 17 years later in people living with HIV. Ironson G, Bira L, Hylton E. J Psychosom Res. 2020 Jun 9;136:110166.

2. Confronting a traumatic event: toward an understanding of inhibition and disease. Pennebaker JW, Beall SK. J Abnorm Psychol. 1986;95 (3): 274-281.

제19장. 건망증은 병인가, 아닌가

제19장. 건망증은 병인가, 아닌가

** 주의 : 여성이나 임산부에게는 부적절한 내용이 있을 수 있으므로 주의하시기 바랍니다.*

제목: 주관적 인지감소가 있는 사람의 ATN 분류가 향후 임상적 진행과 어떤 관계를 보이나(ATN classification and clinical progression in subjective cognitive decline: The SCIENCe project).[1)]

저자: Ebenau JL, Timmers T, Wesselman LMP, et al.

결론: 주관적 인지감소를 호소하는 693명을 ATN 분류법으로 분류한 후 이들이 경도인지장애나 치매로 진행하는지 추적하였다. 이중 A-T+N+, A+T-N-, A+T+N-, A+T+N+로 분류되는 군에서 다른 군에 비하여 유의하게 경도인지장애나 치매로 진행하였다.

논문명: Neurology. 2020 Jul 7;95(1):e46-e58.

주관적 인지감소는 과거에 건망증이라고 불렸던 증상입니다. 이 논문은 최근에 치매 진단을 위해 개발된 ATN 분류법으로 분류한다면 이것이 어떻게 분류되는지, 이들 중 얼마나 실제 병으로 진행하는지, 그리고 병으로의 진행이 어떤 것과 관계가 있는지에 대해 알아보는 연구입니다.

저자들은 주관적 인지감소를 호소하는 693명을 대상을 치매의

ATN 분류법을 이용하여 분류하였습니다. 이 연구에서는 아밀로이드 펫(amyloid PET)과 뇌척수액 아밀로이드베타 검사로 A+와 A-를 결정합니다. 뇌척수액 타우(tau)를 검사하여 T+와 T-를 정하고 마지막으로 MRI 검사를 하여 중앙 측두엽 위축(medial temporal lobe atrophy) 여부인 N+와 N-를 결정하였습니다. 위의 방법에 의하여 연구가 시작될 때 주관적 인지감소가 있는 사람에서 검사를 시행하고 이에 근거하여 ATN 분류를 하였습니다. 이 분류에서 알츠하이머 의심 인자가 모두 없는 알츠하이머 정상 생체표지자(normal AD biomarker, A-T-N-)인 사람(그야 말로 정상인 사람)이 56%이었고, 알츠하이머 병태소견인 아밀로이드베타 병변이 있다고 생각되는(A+) 사람이 18%였습니다. 이 연구에서 주관적 인지감소가 없는 124명을 대조군으로 하였습니다. 693명 중 342명을 평균 3년간 추적하여 병명을 확인합니다.

이를 바탕으로 콕스 비례위험 회귀분석을 한 결과, 주관적 인지감소를 보이는 사람 중 아밀로이드 병변이 있는 사람(A+)은 없는 사람(A-)에 비하여 추적 조사에서 9.7배에서 62.3배까지 경도인지장애나 치매로 병이 진행될 위험비가 높았습니다. 인지기능 역시 아밀로이드 병변이 있는(A+) 주관적 기억감소자가 시간에 지남에 따라서 급격하게 악화되었습니다. 반면 인지기능 장애를 호소하지 않는 정상 대조군들은 단 한사람만 치매로 진행하였고 시간이 지나도 인지기능 악화가 나타나지 않았습니다.

최근 들어 알츠하이머병 진단의 기본 틀에 큰 변화가 있습니다. 과거에는 알츠하이머병이라고 하면 인지기능 장애 즉 치매라는 증상이 있어야만 하였습니다. 그러나 2011년 미국 국립노화연구소(National Institute of Ageing, NIA)와 알츠하이머협회(Alzheimer Association, AA)가 공동으로 알츠하이머병 진단을 임상증상에 기반하여 임상증상 전 알츠하이머병(preclinical Alzheimer' disease), 알츠하이머병에 의한 경도인지장애(mild cognitive impairment due to Alzheimer's disease), 알츠하이머병 치매(dementia due to Alzheimer's disease)로 구분하였습니다.

여기에서 주목해야 할 것이 임상증상 전 알츠하이머병입니다. 이 말은 증상은 없는데 알츠하이머병이 있다는 것입니다. 과거에는 기억력 장애와 같은 임상적인 증상이나 징후로만 진단되었던 알츠하이머병이 생체표지자나 영상기술 등 과학의 발달로 고전적인 증상이 없어도 진단을 내릴 수 있게 되었습니다. 즉 아무 증상이 없어도 알츠하이머병이라고 진단 할 수가 있어서 이에 대한 어떤 예방

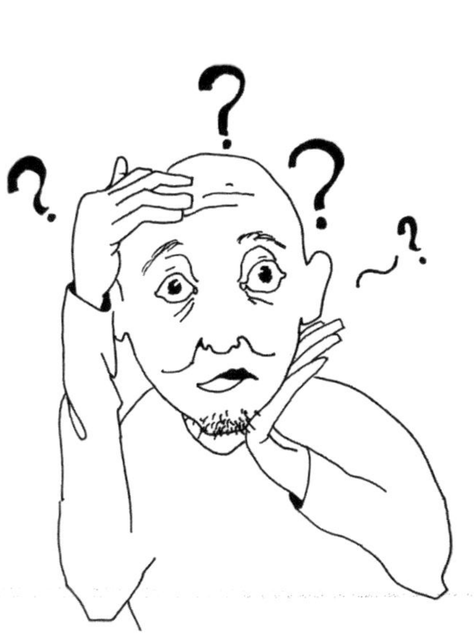

적인 대응을 할 수 있는 여지가 생긴 것 입니다.

그런데 이 진단 기준은 다양한 치매 병을 모두 설명하지 못하는 문제가 있었습니다. 그래서 이를 보완하기 위하여 2018년 NIA-AA Research Framework인 치매의 ATN 분류 체계를 도입하였습니다. 이렇게 함으로써 치매 병명 진단에 다양한 뇌영상과 뇌척수액 생물표지자 중에서 타당성이 검증된 지표를 사용하게 되었습니다.

ATN 분류체계에서 생체표지자 분류를 크게 3개의 범주로 나누었습니다. A(=Amyloidopathy)는 베타아밀로이드 관련 지표로 뇌의 amyloid-PET 소견이나 뇌척수액에서의 Aβ42(또는 Aβ42/Aβ40)의 감소로 정의하였습니다. T(=Tauopathy)는 신경원섬유매듭 형태의 타우 관련 지표로 뇌척수액에서의 인산화 타우의 증가나 뇌피질의 tau-PET 소견으로 정의하였습니다. 마지막으로 N(=Neurodegeneration or Neuronal injury)은 신경손상의 지표로 MRI에서의 뇌위축과 FDG-

PET에서의 뇌 대사저하로 정의하였습니다.

경도인지장애는 신경심리검사를 하면 객관적으로 인지기능에 손상이 있습니다. 다만 그 손상이 일상생활에 지장을 줄 만큼 심하지 않은 상태입니다. 치매의 전단계라고 할 수 있습니다. 하지만 주관적 인지감소는 건망증의 또 다른 표현으로 저장과 인출 기능을 평가하는 객관적인 기억력 검사는 정상입니다. 때문에 개인이 주관적으로 기억력이 떨어졌다고 느끼게 되는 것입니다. 과거에는 치매와 연관이 없다고 생각하였습니다.

그러나 과연 이들이 전혀 문제가 없을까 하는 의구심은 계속 제기되어 왔지요. 단지 심리적인 것이고 의학적으로 전혀 문제가 없을 것이라는 주관적 인지 감소자들을 검사하여 ATN 분류법으로 분류하니 전혀 다른 모습이 보입니다. 이 연구에서도 주관적 인지 감소자 50% 정도가 ATN으로 대변되는 생체표지자가 정상이 아닙니다. 뿐만 아니라 이들을 추적해 보면 알츠하이머병을 병태생리적으로 시사하는 생체표지자가 A+인 경우 그렇지 않은 경우보다 최고 70배 가까이 경도인지장애나 치매로 진행하였습니다. ATN 분류법이 눈에 보이는 것 보다 훨씬 더 미래를 잘 예측하는 것이지요.

저자들은 결론적으로 ATN으로 대변되는 생체표지자가 인지기능이 정상인 사람 중에서도 치매 위험자를 찾아 낼 수 있고 이것이 연구, 예방 치료 등에 사용될 수 있다고 하였습니다. 한마디로 아주 좋다는 것이지요.

최근 대한민국은 결혼도, 출산도 하지 않는 사회로 접어 들고 있습니다. 저희 시절에는 연애해서 결혼하는 경우가 반, 지인이나 친척 등이 소개해 주어서 선을 보고 결혼하는 경우가 반이었습니다. 그러다가 90년대부터 결혼 적령기에 있는 남녀를 전문적으로 맺어주는 회사가 생겨나기 시작했습니다. 처음에 이 회사들은 그냥 다다익선으로 많은 선남선녀를 적당히 나이와 학력 등 기본적인 조건 만으로 주선하였던 것 같습니다. 그런데 이 시장이 치열해지고 돈이 되면서 먼저 업계의 전문화가 생겨나기 시작하였습니다. 일반인을 대상으로 영업하는 일반사(일반 결혼정보회사), 상류층을 대상으로 하는 노블사(귀족 결혼정보회사), 재혼을 담당하는 재혼사(재혼 결혼정보회사), 그리고 최근에는 국제사(국제 결혼정보회사)가 있습니다. 이렇게 업계 자체가 분화될 뿐 아니라 회사내에서도 수십년간 만남 주선을 통해서 각 회사 자체의 방대한 데이터베이스가 쌓이게 됩니다. 결혼 정보회사는 기본적으로 돈을 벌기 위해서 존재합니다. 결혼 정보회사를 이용해 보신 분은 아시겠지만 대부분 가입과 동시에 방대한 서류를 작성해야 합니다. 일단 나이, 키, 외모 뿐 아니라 재산, 직업, 소득 등 심지어는 부모 정보까지 방대한 정보를 업체 측에 제공해야 합니다. 이 회사에서는 당사자의 개인적인 성품이나 장점 등은 전혀 고려 대상이 되지 않습니다. 서류에 나와 있는 여러 항목을 예, 아니오 형태로 작성 제출하면 회사는 이를 이용하여 등급을 매깁니다. 일종의 분류를 하는 것이지요. 그리고 나면 이런 서류적 분류를 이용하여 만남을 주선합니다.

결혼 정보회사에서 나는 존재하지 않습니다. 내가 서류상에 제공한 정보를 고려한 등급으로만 존재합니다. 특히 여자의 경우는 나이가 많으면 어떤 조건이 좋아도 상급으로는 올라가지 못한다고 합니다. 이 업계에서는 영원한 이등이지요. 그래서 고학력의 골드미스들이 이 세계에 발을 디디면 심하게 상처를 받는다고 합니다.

저는 결혼정보회사의 이런 관행을 옹호하고 싶지는 않지만 이런 방식은 치매에 적용되는 ATN 분류와 일부 비슷한 것이 있다는 생각이 듭니다. ATN 분류에서 개별 당사자의 증상, 징후 등 전통적인 의학적인 것은 고려되지 않습니다. 검사를 통해서 환자에서 확인된 객관적인 생물학적인 지표만이 중요합니다. 굉장히 이분법적이고 기계적인 방법인데 대부분의 치매를 전문으로 하는 의사들은 환영하는 분위기 입니다. 왜 일까요? 좀더 그럴듯하게 분류되고 실지로 연구나 추적을 하면 결과가 잘 나오기 때문입니다. 각각의 환자는 놓칠 수 있지만 많은 환자를 모아 놓을 때는 결과가 잘 나오기 때문입니다.

제가 결혼 정보회사의 담당자가나 업계에 있는 사람은 아니지만 결혼정보회사 역시 개별 면담을 통한 고객 파악이나 매치 보다는 이런 몰자아화 된 객관적 데이터가 훨씬 성사율이 높다, 다른 말로 하면 돈을 벌기 쉽기 때문에 이런 기계적인 만남을 선호하지 않나 생각합니다. 어떻게 제가 그렇게 잘 아냐구요? 어찌어찌 하다보니 알게 되었습니다. 아주 개인적으로 말입니다.

결론적으로 치매이든 결혼 정보회사이든 정교한 분류 시스템은 훨씬 많은 사람을 진단, 치료나 결혼 성공율을 높여 준다는 것 입니다. 하지만 각 항목마다 있는 이분법적인 분류의 기준이 아직도 모호할 수 있고, 일부는 잘 못 평가되거나, 상처 받을 수 있습니다. 지금 글을 읽는 사람이 그 중 하나가 아니기를 간절히 기원합니다.

사족. 결혼정보회사에서 남자들을 평가하는 항목은 매우 다양하다고 합니다. 많은 항목을 고려하여 남자 회원의 등급을 결정하지요. 똑같은 평가표를 여자도 회원이 되면 작성합니다. 하지만 문제는 그 평가표의 항목이 남자처럼 두루 평가되는 것이 아닙니다. 이 항목 중에는 절대적 항목이 하나 있다고 합니다. 바로 나이입니다. 결혼정보회사에서 여자 나이가 30이 넘어가면 절대로 높은 등급이 되지 못한다는 말이 있습니다. 왜 그럴까요? 인간과 가장 가깝다는 침팬지는 나이가 많은 암컷일수록 수컷에게 인기가 있다고 합니다. 침팬지는 폐경이 없다고 합니다. 아주 늙은 할머니가 되기 전까지는 주기적으로 발정과 출산을 할 수 있습니다. 뿐만 아니라 많은 출산과 육아 경험이 있기 때문에 종족 번식하려는 수컷에게는 선망의 대상이 되지요. 하지만 인간에게는 분명한 종착점 시계가 있지요. 뿐만 아니라 종착점으로 갈수록 여러 에러가 날 확률이 확실히 높아집니다. 그래서 침팬지와 인간은 여자 배우자 나이에 대해서 다른 생각을 하게 되는 것입니다. 물론 남자들이 이런 생각을 의식적으로 하지는 않습니다. 본능적으로 움직일 뿐이지요. 물론 이것은 제 개인적인 사견입니다. 그냥 흘리셔도 됩니다.

참고 문헌

1. ATN classification and clinical progression in subjective cognitive decline: The SCIENCe project. Ebenau JL, Timmers T, Wesselman LMP, et al. Neurology. 2020 Jul 7;95(1):e46-e58.

2. van Harten AC, Visser PJ, Pijnenburg YA, et al. Cerebrospinal fluid Abeta42 is the best predictor of clinical progression in patients with subjective complaints. Alzheimers Dement 2013;9:481-487.

제20장. 케이스(Case)

제20장. 케이스(Case)

제목: 강직성 척추염 환자에서 TNFα 억제제 치료 후 발생한 가역성 치매; 1예(Reversible anti-TNFα treatment induced dementia: A case report).[1)]

저자: Hou C, Azzi E, Salmon A, Osmont MN, Perdriger A.

결론: 강직성 척추염 환자에서 TNFα 억제제 사용 후 급격하게 치매가 생겼다. 결국 이 환자에서 TNFα 억제제 사용을 중단하니 환자가 서서히 회복하였다. 환자에게 치매가 생기고 없어지는 시간적 관계로 보았을 때 이 약제가 치매 증상과 관련이 있음을 시사하며 이 증례가 TNFα 억제제 사용 후 발생한 가역성 치매의 최초 보고이다.

논문명: Joint Bone Spine. 2020 Jul 1:S1297-319X(20)30129-9

종양괴사인자-α(tumor necrosis factor-α, TNFα)는 주로 활성화된 대식세포에 의해 염증이 생겼을 때 분비되는 물질입니다. TNF α의 가장 중요한 역할은 면역 세포의 조절입니다. TNF α는 열이 나게 유도하거나, 세포 자살을 유도하거나, 종양생성과 바이러스 복제를 억제합니다. 특히 TNF α 억제제는 뛰어난 면역 세포 조절 기능으로 다양한 종류의 류마티즘 질환에 사용되고 있습니다.

하지만 최근 이 약제 사용이 증가함에 따라서 이와 연관된 다양한 부작용도 발생하고 있습니다. 위의 논문은 TNF α 억제제를 투약 한 이후 급속히 진행하는 치매 증상에 대한 증례 보고 입니다.

2014년 50세 남성이 요통으로 내원하였습니다. 검사 결과 강직성 척추염으로 인한 양측 천장관절염 3기 진단을 받고 비스테로이 항염증약으로 치료를 받았습니다. 하지만 이 약만으로 증상이 조절되지 않아 2015년 1월부터 환자는 TNF α 억제제인 adalimumab 40mg의 피하주사를 2주에 한번씩 맞았습니다. 이후 환자의 증상이 급속히 호전되었습니다.

그런데 환자가 아픈 것은 좋아졌으나 단기기억장애, 단어찾기장애, 집중력 감소, 기운 저하 등이 생겼습니다. 2015년 5월에는 우울증으로 생각하여 항우울제를 사용하였으나 효과가 없었습니다. 2015년 6월 신경학 검사를 시행하였는데 이 검사에서 가벼운 주의 집중력 장애 외에는 특별한 것이 없었습니다. 이후 시행한 뇌 MRI 에서는 이상 소견이 없었습니다. 2016년 6월 시행한 뇌 페트 단층검사(PET-CT)에서 양측 전두엽-측두엽에서 대사저하가 관찰되었습니다. 혈액 검사 뇌척수액 검사에도 정상이었습니다. 다른 호르몬 검사, 자가면역 검사, 감염성 질환 검사도 정상이었습니다. 뇌척수액 검사에서 알츠하이머병 생체표지자인 베타아밀로이드, 타우 단백질도 정상이었습니다. 이후에도 점점 더 인지기능장애가 진행하였습니다. 결국 adalimumab이 환자의 인지기능장애에 연관되었을 가능성이 배제되지 않아 2015년 10월부터 이약을 중단하였습니다. TNF α 억제제를 중단 한지 14개월이 된 2017년 5월 인지기능과 행동장애가 현저하게 좋아졌습니다. 결론적으로, TNF α 억제제가 급속한 치매를 야기할 수 있으니 조심해야 한다는 것 입니다.

이번 장의 논문은 전형적인 사례 연구(혹은 사례 보고)입니다. 의과대학을 졸업하고 전문의 과정을 수련하게 되면 꼭 거쳐야 할 것 중에 하나가 논문을 쓰는 것입니다. 이때 교수나 선배 수련의가 새내기 수련의에게 보통 사례 연구 과제를 줍니다. 그만큼 사례 연구는 모든 연구의 기본이 되는 것입니다(그림 참조).

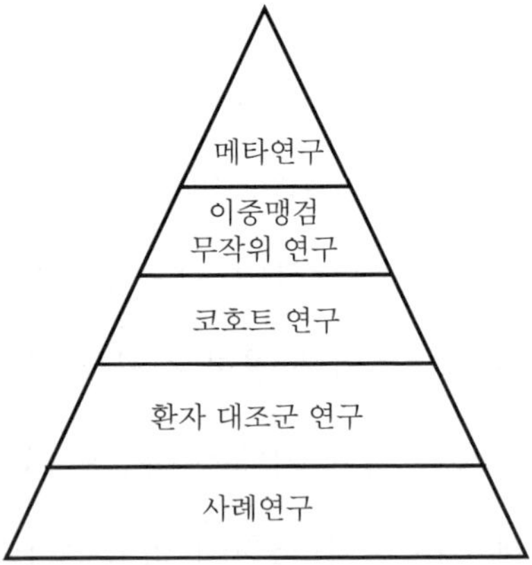

그림. 근거 수준 피라미드

의학에서는 전례가 없거나 흔하지 않은 새로운 증례, 중요한 질병의 변이, 치료 부작용이나 유해한 상호작용, 환자의 치료나 관찰 중에 생긴 돌발 상황 등을 포함하여, 새로운 질병, 치료, 관리에 관한 사례를 연구(보고)합니다. 이때 환자의 일상적인 인구학적 특징부터 병의 진행이나 치료나 증상 등에 대해 자세히 시간적으로 기술합니다.

요즘 사례 연구는 위의 논문처럼 아주 짧게 필요한 사항만 간단히 보고 합니다. 복잡한 논문들이 많은 쏟아져 나오기 때문에 사례 연구는 처음 연구하는 초보 연구자들이 하는 분야라고 과소 평가되는 경향도 있습니다. 하지만 과거의 사례 연구는 그 환자의 인간사를 다 써내려가는 구술적, 인문학적 연구이기도 하였습니다. 그래서 과거 의학자는 의학자이기도 하였지만 대단한 문필가이고 인문학자이기도 하였습니다.

우리가 가장 많이 접하는 치매 병명인 알츠하이머도 독일의 알츠하이머(Alois Alzheimer;1864-1915)가 1907년 '대뇌 피질의 특유한 질환(eine eigenartige Ekran-krung der Hirnrinde)'이라는 제목으로, 프랑크푸르트 정신병원에서 사망한 56세 여자(Auguste D)의 사례 보고 후 저자의 이름을 병명으로 한 것입니다. 이처럼 사례 연구나 사례 시리

즈는 의학 지식 발전에 매우 중요합니다. 사례 연구로 새로운 병이나 병의 진행을 확인할 수 있고, 치료의 부작용이나 치료 후 의외의 결과 등을 알 수도 있습니다. 반면 단점으로는 사례 연구에서의 개별 사례가 전체로 일반화하기 어렵고, 아주 흔치 않은 사소한 것을 강조할 수 있습니다. 무엇보다도 어떤 일이 일어나도 이것이 원인인지 연관인지 아니면 결과인지를 알기 어렵습니다.

위의 짧은 사례 연구도 많은 것을 생각하게 합니다. 첫번째는 우왕좌왕하는 의사들의 모습이 눈에 보입니다. 내가 생각한 치료는 잘되었는데 내가 생각 못하였던 부분에서 환자가 나빠진 것입니다. 6개월이나 지나서야 여러 다른 과와 협진을 하고 검사를 하였는데 모든 검사에서 딱히 이상인 것이 없었습니다. 결론을 내릴 수 없었습니다.

그리고 다시 또 3개월이 지나갑니다. 아마 환자는 계속적으로 나빠졌거나 좋아지지 않았을 겁니다. 한번도 이 약을 투약 후 이런 증상을 본적이 없었고 다른 문헌에도 이런 이상 증상이 없었습니다. 때문에 주치의는 '이게 원인일리 없다'고 생각하였을 것입니다. 하지만 다른 방법이 없어서 마지 못해서 이 약을 끊습니다. 그러니 환자가 서서히 좋아집니다. 약을 끊자 환자가 좋아지니 이게 원인이라고 결론을 내립니다.

그런데 과연 그럴까요? 시간적으로 약을 사용 후 증상이 나타나고 약을 끊으니 증상이 좋아지면 이 약이 원인일까요? 제가 초등학교 동창 모임에 갔는데 제가 들어 갈 때 여자 동창이 웃고 있었고 제가 모임에서 나가니 그 동창이 찌푸리면 나를 좋아서 일까요? 물론 저 때문입니다!! 하지만 다른 여러 가능성도 있지요.

만약 이 증례 보고에서 주치의가 그 환자에게 다시 그 약을 써서 똑같은 증상이 생긴다면 그때는 좀더 가능성이 높을 것입니다. 하지만 그 약의 부작용이라고 생각하면서도 그 부작용을 확인하기 위하여 다시 투약하는 것은 윤리적인 문제가 있습니다. 우리는 사례 연구에서 어떤 현상을 추적하고 추론을 할 뿐이지, 그것을 확정하거나 증명할 수는 없습니다. 여기에서 어떤 결론이 나와도 바로 적용할 수 있다고 할 수가 없습니다. 신뢰성이 다른 종류의 연구 보다는 떨어집니다.

하지만 이 논문의 논거(discussion)에서 나오듯이 "내가 알기에는, 이 증례는 우리(내)가 처음 보고 하는 것으로…(To our knowledge, we report the first case of)"는 의학자라면 충분히 자부심을 느낄 수 가 있는 것 입니다. 내가 처음 보았다는 것은 매우 매력적인 일입니다.

내가 어떤 사례를 시간을 두고 완벽하게 분석 하였습니다. 이것을 학회지에 투고하려고 했는데 바로 오늘 완성도가 떨어지는 비슷한 내용의 논문이 다른 학회지에 게재된 것을 발견합니다. 아마도 간신히 남극점에 도달하였는데 간발의 차이로 여기에 먼저 펄럭이고 있던 노르웨이 국기를 바라보는 영국의 스콧 탐험대의 심정과 비슷할 것입니다.

2003년 4월 4일 홍콩, 응급실에는 알 수 없는 폐렴 환자들이 몰려 들어옵니다. 이 응급실 환자들을 정신없이 치료하던 젊은 내과 의사가 이들과 같은 증상이 생겨 이 병원에 입원하게 됩니다. 동료 의사인 Joseph JY Sung이 그의 주치의가 되어 그를 병동에 입원시킵니다. 입원 후 그에게 일반적인 폐렴과 다른 비전형적인 증상들이 나타납니다. 이 과정을 "2003년 5월 10일 병동에서 일하던 33세의 젊은 의사가 39.6도로 병원에 입원하게 된다….(On March 10, 2003, a 33-year-old doctor (EBW) working on ward 8A developed a fever of 39·6 °C..)"라는 문장으로 서술하기 시작한 사례 연구 논문이 2003년 세계적인 학술지 란셋에 게재됩니다.[2] 저자는 환자인 Eugene B Wu와 그를 진료한 동료 Joseph J Y Sung입니다. 이들은 자신이 그리

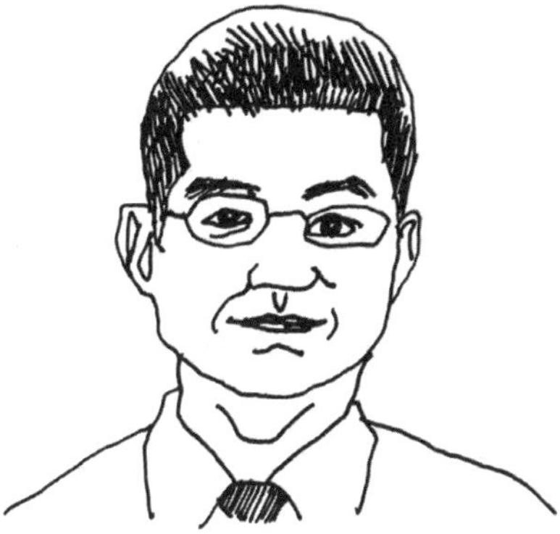

Eugene B Wu

고 자기의 친구가 걸린 병이 당시에는 잘 알려지지 않은 매우 중요한 병임을 깨달습니다. 그와 그의 친구는 이 병과 사투를 벌이는 과정 중에서도 담담하게 제삼자의 입장에서 그러나 자기가 느낀 것을 있는 대로 병의 증상과 과정을 정리하여 보고한 것 입니다. 짧고 간결하며 더도 아니고 덜도 아닌 담담한 문장입니다. 좀 특별한 것은 짧은 증례 보고임에도 불구하고 논문에 환자인 Eugene B Wu의 웃는 모습이 실려 있었습니다. 이는 마치 "나 여기 있어" 아니 "나 아직 살아있어"와 같은 강력한 메시지를 보내는 것 같습니다. 그리고 이 짧은 증례 보고가 급성호흡기증후군(사스)의 증상과 위험성을 세계에 경고함으로써 더 많은 인명 피해가 나오는 것을 막은 것입니다.

제가 재미있게 보았던 드라마 "하얀 거탑"은 야마사키 도요코의 동명 소설을 원작으로 2007년에 MBC에서 제작되어 방영된 의료

드라마입니다. 얼핏 보면 드라마 하얀 거탑은 병원을 무대로 한 정치와 의료 사고를 소재로 한 드라마로 보입니다. 그렇지만 하얀 거탑에서 보여주는 것은 정치나 의술이기 보다는 그 속에서 살아가는 의사 그 자체입니다. 이 드라마의 주인공 장준혁은 항상 자신만만하게 “내 수술은 틀리지 않아”라고 말합니다. 그만큼 천재적인 실력도 갖추고 있습니다. 하지만 수술 실력 만으로는 그의 야망을 채울 수는 없었습니다. 그는 이를 채우기 위해 때로는 비굴하고 야비하게 남을 속이며 위로 올라갔습니다. 하지만 의료 사고로 인한 소송에서 패할 뿐 아니라 치명적인 담관암도 걸리게 됩니다. 결국 수술도 실패하고 그는 허무하게 죽습니다. 그의 친구는 그가 죽은 후 그의 책상에는 두 개의 봉투를 발견합니다. 하나는 패소한 재판에 대한 상고 사유서와 또 다른 하나는 자신의 병에 대해서 자신의 스승에게 담담하게 자신의 증상과 원인을 쓴 편지입니다. 죽을 때까지 “내 수술은 틀리지 않았어”라고 한 그의 말은 오만한 의사로 비추어 질 수도 있습니다. 하지만 이런 그의 모습은 죽어가는 자신의 몸을 보면서 자기가 기존에 알고 있던 병과 전혀 다른 비전형적인 병의 진행을 기록하고 치료 방법을 추론 하는 그의 모습에서 비로서 이해할 수가 있습니다. “내 치료는 틀리지 않았어”라는 말을 하기 위해서는 틀릴 수 있는 무수한 경우에 대한 끊임없는 관찰과 반성, 그리고 때로는 자신의 죽어가는 몸 혹은 시신으로 라도 다른 사람이 틀리지 않게 하기 위한 냉정한 성찰이 있는 것 입니다.

더도 말고 덜도 말고 보이는 것 그대로 그리고 최대한 절제된 의견을 기록하고 공유하는 것, 그것이 “내 치료는 틀리지 않았어” 라는 신념을 가장 아래에서 바쳐주는 주춧돌입니다.

참고 문헌

1. Reversible anti-TNFα treatment induced dementia: A case report. Hou C, Azzi E, Salmon A, Osmont MN, Perdriger A. Joint Bone Spine. 2020 Jul 1:S1297-319X(20)30129-9.

2. Haemorrhagic-fever-like changes and normal chest radiograph in a doctor with SARS. Wu EB, Sung JJ. Lancet. 2003 May 3;361(9368):1520-1.

제21장. 멘델리안 무작위 분석

제21장. 멘델리안 무작위 분석

제목: IGAP와 UK biobank 유전자 데이터를 이용한 멘델리안 무작위 분석으로 본 혈중 비타민 D 농도와 알츠하이머와의 관계 (Circulating Vitamin D Levels and Alzheimer's Disease: A Mendelian Randomization Study in the IGAP and UK Biobank).[1]

저자: Wang L, Qiao Y, Zhang H, Zhang Y, Hua J, Jin S, Liu G.

결론: 유전자 은행에 있는 60세 이상의 알츠하이머군과 대조군의 데이터로 혈중 비타민 D 농도가 알츠하이머와 인과 관계가 있는지를 멘델리안 무작위 분석으로 연구하였다. 비타민 D의 활성화 형태인 25 OHD 농도를 증가시키는 유전자 변이를 가진 군에서 알츠하이머 발병 위험성이 유의하게 낮았다. 비타민 D 가 알츠하이머의 발병에 관여한다.

논문명: J Alzheimers Dis. 2020;73(2):609-618

비타민 D 는 단순히 뼈의 형성과 대사에만 관여하는 것은 아닙니다. 동물 실험에서 비타민 D는 산화스트레스를 감소시키고 신경세포의 괴사를 방지하며 독성 아밀로이드를 배출하는 효과가 있습니다. 뿐만 아니라 관찰 연구에서 비타민 D의 활성 형태인 25-hydroxyvitamin D(25OHD)의 혈중 농도 증가가 알츠하이머병이나 인지기능 감소와 연관되어 있다는 보고도 있습니다.[2] 하지만 아직까지도 비타민 D가 60세 이상에서 알츠하이머병의 발병과 어떤 관계가 있는지 불분명합니다. 이 논문은 알츠하이머병에 대한 전장 유전체분석 유전자 은행 IGAP와 UK Biobank 데이터로 비타민 D의 혈중 농도가 알츠하이머병의 발병과 인과 관계가 있는지를 멘델리안 무작위 분석을 이용하여 규명한 연구입니다.

이 연구에서는 우선 혈중의 높은 비타민 D의 농도를 대변하는 도구변수인 유전자 변이(genetic variants)를 단일염기 다형성 분석법(SNP; single-nucleotide polymorphism)를 이용해서 확인합니다. 이 유전자 변이들은 5군데 염색체의 6 곳에 존재합니다. 이 유전자 변이의 존재 유무를 도구변수로 이용하여 이것이 알츠하이머병의 발병과 어떤 관계인지를 규명합니다. 멘델리안 무작위 분석 결과 높은 혈중 250 OHD와 연관되어 있는 유전자 변이가 있는 군에서 없는 군에 비하여 IGAP 데이터에서는 알츠하이머병 발병에 대한 오즈비는 0.62이었고 UK Biobank 데이터에서는 0.88이었습니다.

결론적으로 저자들은 유전적으로 혈중 비타민 D가 증가된 군이 알츠하이머병의 치매 감소와 원인적 인과 관계가 있다고 봤습니다. 따라서 저자는 알츠하이머가 발병하기 전에 비타민 D 결핍이 있는

60세 이상의 환자에서 이를 충분히 보충할 경우 알츠하이머병의 예방에 효과가 있는지를 확인하기 위한 전향적 연구가 필요하다고 결론 짓습니다.

오늘도 열심히 환자에 대하여 연구를 하는 의사나 의학자들의 주요 관심은 그냥 알고 싶은 것입니다. 그러면 무엇을 알고 싶을까요? 제가 보기에 가장 근본적으로 알고 싶은 것은 인과 관계 즉 원인과 결과에 대한 관심입니다. 이것은 자연과학이 아닌 사회과학이나 인문과학에서도 마찬가지인 것 같습니다.

하지만 새로운 인과 관계를 알아 내는 것은 쉽지 않은 경우가 많습니다. 선풍기 판매량과 아이스크림 판매량과 같이 어떤 한 시점에서 A라는 사건과 B라는 사건이 있을 때 이들이 연관되어 있는지는 쉽게 알 수가 있습니다. 하지만 A가 원인인지 B가 원인인지 아니면 A도 B도 아닌 다른 C가 이 둘에 영향을 주는지 알 수가 없는 경우가 많습니다. 만약 두 사건의 인과 관계를 거꾸로 해석하게 되면 역인과 관계(Reverse causation)가 생길 수가 있습니다. 예를 들어 먼저 생산성의 증가가 있고 소득이 증가하는데 이것을 반대로 해석하면 소득을 증가시키면 생산성이 증가된다고 해석할 수도 있습니다. 말이 마차를 끄는 것이 아닌 마차가 말을 끄는 결과가 되는 것이지요. 또 다른 예로는 아이스크림 판매의 증가가 익사 사고와 밀접하게 연관되어 있기 때문에 아이스크림이 익사 사고의 원인이라고 주장하는 것 입니다. 그러면 익사 사고를 줄이려면 아이스크림의 판매를 줄이거나 중지시켜야 하겠지요.

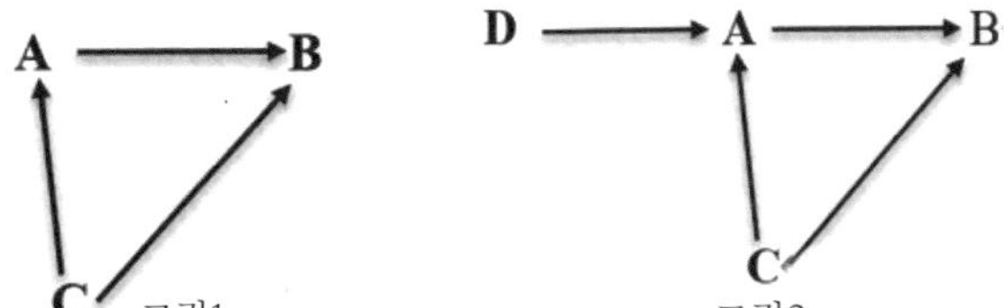

그림1

그림2

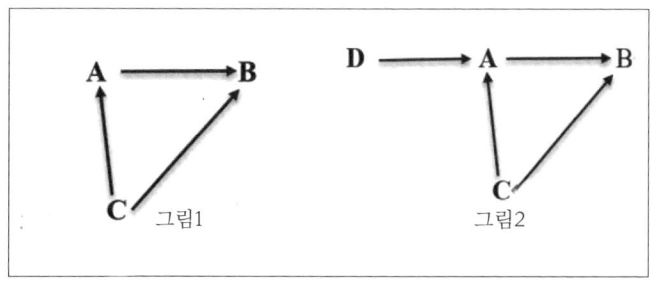

이것은 위의 그림의 C(더위)처럼 제3의 교란인자가 있어 양쪽 모두에 영향을 줄 수 있기 때문입니다. 그래서 이런 연관 관계가 인과 관계가 있다고 주장하려면 세티리스 파리비우스(ceteris paribus; other things equal) 즉 다른 모든 조건이 같다면 이라는 명제를 충족해야 합니다. 보통은 이 조건을 현실 속에서 완벽하게 맞출 수 없습니다. 그래서 대안으로 사용하는 가장 좋은 방법이 무작위 대조군 연구(randomized control trials)입니다(이런 연구는 가장 좋은 학술지에 게재 되지요). 각 군의 교란변수를 인위적으로 제거 할 수는 없지만 무작위 배정이라는 방법을 이용하여 스스로 두 군 사이의 혼란변수들이 교정되는 것이지요. 그래서 이 방법이 인과관계를 유추하기 위한 가장 좋은 연구(gold standard study) 설계로 간주됩니다.

하지만 무작위 대조군 연구는 종종 추적관찰이 제한되며, 생애의 한 시점에서 단기간 노출 만을 반영하고, 특히 연구의 목적 자체가 일차 예방인 경우, 참가자들은 전체 인구를 대변하지 못하는 경우가 많습니다. 또한 윤리적, 실용적, 재정적인 이유로 인해 모든 위험요인에 대하여 사람들을 무작위화 하는 것은 불가능합니다. 현실적으로는 돈과 노력이 무지 많이 들지요. 이런 문제는 의학보다는 실지로 사람을 상대로 하는 경제학, 교육학, 사회학 등에 더 심각합니다. 예를 들어 학력이 경제적 생산성과 어떤 연관 관계가 있는지 알아야 교육에 투자하는데 여기에는 수많은 혼란변수가 있어 알기가 쉽지 않습니다. 또 이것을 알자고 무작위로 한 군은 학력을 낮추어 연구 할 수는 없습니다. 하지만 어려워도 알아야할 필요가 있는 분야가 많습니다.

무작위 대조군 연구를 하지 않고도 횡단적 관찰 연구에서 인과관계를 아는 방법이 없을까요? 학자들은 그 대안으로 도구변수라는 것을 만들어 냅니다. 항상 가정은 모든 조건이 동일 하다면 입니다. 조건이 동일하지 않는 것은 무엇인가 혼란 시키는 변수가 있기 때문입니다. 위 그림1에 보면 A가 B의 원인이라고 하고 싶은데 C라는 것이 둘 사이에 어떤 영향을 주기 때문입니다. 그냥 학력이 졸업 후 생산성에 영향을 준다고 하고 싶은데 원래 그 사람이 똑똑해서 학력도 좋고 졸업 후 생산성도 좋다고 하면 인과 관계가 꼬이게 됩니다. 그렇다면 C와 A의 관계를 끊는 새로운 도구변수가 필요한 것입니다. 도구변수 D는 A와 충분한 상관성이 있어야 하고 도구변수 D는 C와 충분히 상관성이 낮아야 합니다. 이러면 D와 B의 관계를 통하여 A와 B의 인관 관계를 말할 수가 있습니다.

이런 예는 매우 많습니다. 특히 경제를 모두 수치로 만드는 계량경제학에서 이 개념이 아주 광범위하게 사용된다고 합니다. 이 연구는 비타민 D(A)가 알츠하이머(B)의 원인인지를 보는 것입니다. 둘 사이에 연관 관계가 있어도 이것이 비타민 D의 결핍이 알츠하이머를 일으키는 것인지, 알츠하이머병 환자가 여러 이유로 햇볕에 안 나가고(C1) 식욕에 문제(C2)가 생겨서 비타민 D의 농도가 낮은지는 무작위 대조군 연구를 해보지 않으면 알기 어렵습니다. 하지만 관찰 연구에서도 햇볕이나 식욕(C)과는 관련이 없으면서 혈중 비타민 D와 관련이 있는 것을 찾을 수 있다면 이 문제를 해결할 수가 있습니다. 바로 그것이 유전자 입니다.

메델리안 무작위 분석(MR;mendelian randomization)은 계량경제학이나 사회학에서 광범위하게 사용되는 도구변수 분석을 의학유전학에 접목시킨 것입니다. 이를 이용하여 역학에서 인과성을 평가하는 방법으로 사용되어진 것 입니다.

멘델리안 무작위 분석은 유전적 변이를 도구변수로 이용합니다. 우리는 부모로부터 한 쌍의 유전자를 물려받을 때 멘델의 법칙에 의하여 완전히 무작위하게 받습니다. 그 결과, 예를 들어 혈중에 비타민 D가 많이 나오게 하는 유전자가 있는 사람과 그렇지 않은 사람은 비타민 D 빼고 다른 형질에는 아무런 차이가 없습니다. 그러므로 이 유전자 유무를 가지고 알츠하이머병 치매 발생 위험 효과를 분리할 수 있습니다. 어떻게 보면 태어날 때부터 시작한 완벽한 무작위 대조군 연구라고 할 수가 있습니다. 이것은 다른 모든 교란인자에도 영향을 받지 않고 병이 발생하기 훨씬 전부터 시작하였기 때문에 역인과 관계도 피할 수가 있습니다. 다만 이런 연구가 성공하려면 첫째 유전자변이(도구변수)는 관심 위험요인과 확실하게 관련되어 있어야 하고 두번째 유전자는 교란변수와 독립적이어야 하며 세번째로는 관심 위험요인을 통해서 질병 결과에만 관련이 있어야 합니다. 결국은 확실한 유전자 변이를 찾아내야 하는 것 입니다. 이미 인간은 태어날 때부터 바뀌지 않는 유전자를 가지고 태어났습니다. 그리고 오랜 시간에 걸쳐서 자신을 형성해 나가는 것이지요. 이것은 나이가 60세가 넘어 치매가 발병할 때도 강력하게 영향을 미칩니다. 이렇게 유전자가 늦은 나이에도 강력한 영향을 미치는 것을 보면 결국 인간이 할 수 있는 것은 많지 않은 것 같습니다. 그래서 겸손할 필요가 있는 것이 아닌가 생각합니다.

사족. 예전에는 친구나 다른 사람이 여자를 소개시켜주는 경우가 종종 있습니다. 지금이야 뻔 한 이야기 이지만 당시에는 이런 새로운 만남을 할 때 단계별로 긴장감이 있었습니다. 제일 첫번째 관문은 과연 어떤 여자가 나올 것인가 하는 것입니다. 일단 이 관문을 넘어서면 최선을 다해 어필합니다. 그러다가 어찌저찌해서 마지막으로 다시 만날 수 있는지 탐색하는 과정이 있습니다. 요즘이야 핸드폰으로 전화번호를 주거나 비즈니스적으로 접근할 때는 명함을 주지만 당시에 저는 항상 하얀 손수건에 전화번호를 적어서 주었습니다. 그러면 전화가 다시 올 확률이 매우 높았습니다. 그리고 관계가 지속될 확률도 매우 높습니다. 왜 그럴까요? 사실 그때는 저도 잘 몰랐습니다. 그냥 경험적으로 하였던 것이지요. 여자나 남자나 서로가 끌리는 것은 무의식적인 것이 많다고 합니다. 그 중에 하나가 냄새입니다. 우리 몸에는 주 조직 적합성 복합체(MHC·Major Histocompatibility Complex)라는 것이 있는데 MHC 분자는 다양한 병에 대응하는데 중요한 역할을 합니다. 이것이 규칙적으로 교체되어 못쓰게 된 것은 분해되어 땀으로 배출됩니다. 그런데 여자들은 남자를 선택할 때에 이 MHC 유전자가 자신과 다른 남성의 체취를 더 선호한다고 합니다. 여자들은 냄새를 통하여 최대한 자신과 다른 유전자를 가진 남자를 선택함으로써 2세의 건강을 담보할 수 있는 것이지요. 여자들이 남자를 선택할때 무의식적으로 사용하는 땀 냄새는 그야말로 다른 혼란변수로부터 분리된 정확한 도구변수인 것이지요. 물론 많은 여자들은 제 체취가 있는 손수건에 질겁하였을 것 같기는 하지만 말입니다.

참고 문헌

1. Circulating Vitamin D Levels and Alzheimer's Disease: A Mendelian Randomization Study in the IGAP and UK Biobank. Wang L, Qiao Y, Zhang H, Zhang Y, Hua J, Jin S, Liu G. J Alzheimers Dis. 2020;73(2):609-618

2. Vitamin D in the prevention, prediction and treatment of neurodegenerative and 548 neuroinflammatory diseases. Koduah P, Paul F, Dorr JM. 2017; EPMA J 8: 313-325

멈추는 글

멈추는 글

논문이라는 것은 무엇일까요? 논문을 영어로 하면 여러 표현이 있지만 간단히 'paper'라는 말을 많이 씁니다. 우리나라 말로 하면 종이이지요. 그렇습니다. 논문은 종이 이상도 이하도 아닐 수도 있고 어떤 사람에게는 목숨도 걸려 있을 수 있습니다. 현대의 우리나라를 포함한 의과대학 시스템에서는 이 'paper'가 없으면 승진도 없고 '테뉴어(Tenure)'라는 종신재직권도 가질 수가 없습니다.

과거 대한민국에서는 의과 대학 교수가 일정 시간만 지나면 별 어려움 없이 종신 재직을 할 수 있는 경우가 많았습니다. 하지만 최근에는 점점 이 심사가 강화되고 있습니다. 대부분 이 심사의 핵심이 연구이고 그 결과물이 논문입니다. 결국 교수들이 여기에 목숨을 걸고 매달리지요. 햄릿이 "죽느냐, 사느냐(to be or not to be)"를 되

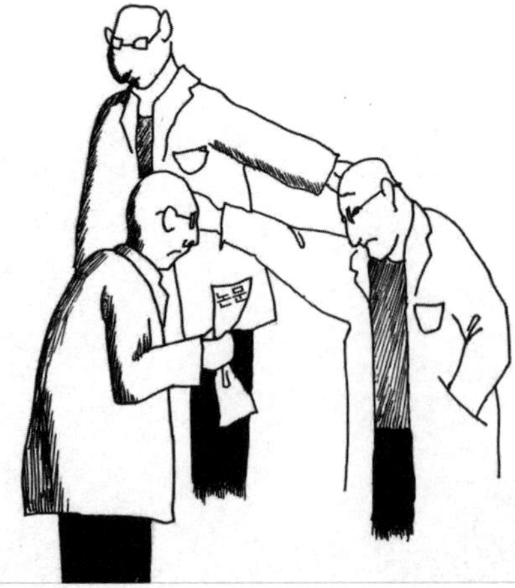

될 때 일에 지친 젊은 대학의 연구자들은 "논문 게재냐 소멸이냐(Publish or Perish)"라는 자조적인 탄식을 합니다. 대학병원에 가보면 많은 의사 선생님들이 피곤해서 좀비처럼 보이는 것을 많이 볼 수 있습니다. 물론 많은 어려운 환자를 봐서 그런 경우도 있지만 연구(논문)때문인 경우가 더 많습니다. 논문을 쓰기까지의 실험이나 데이터 모집 뿐 아니라 이후 실제로 논문을 쓰는 전 과정이 고통스럽습니다.

하지만 이보다 더 상처를 받는 것은 학술지에 투고 후 메일로 정중하게 오는 무미건조한 단어 "거절(rejection)"입니다. 이 rejection의 사전적 의미는 '1. 거절; 배제, 폐기; 각하, 부결 2.폐기물; 배설물; 구토 3.거부 반응'이라고 하고 있습니다. 물론 당연히 거절이라는 의미이지만 당하는 사람은 'paper'가 폐기되는 느낌에 상처를 받지요. 거기에다 만약 심사위원이 심사평에 끝에 슬적 영어가 이상하다고 써놓으면 당하는 저자는 갑자기 민족주의자가 된 것처럼 영어에 대해서 흥분하기도 합니다. 하지만 어떻게 하든지 논문을 좋은 학술지에 게재하기 위해서 아등바등합니다.

그러면 어떻게 하면 좋은 논문에 논문을 게재할 수 있을까요? 제가 예전에는 파트너와 같이하는 테니스 복식을 무척 좋아했습니다. 그때는 어떻게 하면 대회에서 우승을 할까 이것만 골몰하였습니다. 가장 좋은 방법이 무엇이겠습니까? 그렇습니다. 가장 확실한 방법은 테니스 선수 이형택처럼 잘하는 사람과 파트너를 하면 됩니다. 물론 가능하다면 말입니다. 마찬가지로 좋은 논문에 쉽게 접근하는 방법은 지도교수 즉 교신 저자를 확실한 사람으로 하면 아주 쉽습니다. 의학 논문이라는 것은 과학 논문이고 논문 게재에 가장 중요한 것은 독창성입니다.

하지만 그에 앞서 더 중요한 것은 이 논문의 진실성입니다. 즉 논문에 거짓말이 없다는 것이 전제되어야 합니다. 이론적으로는 논문을 심사하는 과정에서 이것을 걸러 내지만 애매하다고 느낄 때가 있습니다. 이때 논문 심사자들이 이것을 가장 쉽게 판단 할 수 있는 것이 이 논문의 교신 저자를 보는 것입니다. 물론 많은 학회지에서는 이것을 모르게 하지만 알고자 하면 알 수가 있습니다. 반대로 투고자는 심사자를 절대 알 수가 없습니다. 싸움 날 수 있기 때문이지요. 만약 논문 저자가 아는 사람이거나(자가 평가가 가능), 이 분야에 이미 많은 논문을 실은 사람(동료 평가가 됨)의 논문은 일단 진실할 것으로 보고 논문의 내용을 심사 후 결정합니다. 심사자들이 다 그런 것은 아니지만 만약 저자가 "듣보잡"이라고 생각하면 대충 보고 온갖 다른 이유를 들어 게재 불가를 내리는 경향이 있습니다. 그래서 논문을 쓸 때는 교신저자가 중요합니다. 그래서 이런 교수 밑에는 힘들어도 여러 연구자들이 모입니다. 저처럼 취미로 혼자 논문을 쓰는 사람에게는 넘기 어려운 벽이 있는 것이지요.

이리저리 해서 학술지에 논문을 투고하고 바로 게재 불가가 안 되고 논문 심사에 들어가면 그 다음부터는 동료평가(peer review)라고 하는 살벌한 밀림 속에 들어가게 됩니다. 이 안에는 살벌하게 논문을 물어 뜯기 위해 각종 무기를 들고 기다리는 이 분야의 전문가들이 기다리고 있습니다. 어느날 날라온 평가자 편지에 중요 교정필요(major revision)라고 하며 어려운 영어로 그 이유가 길게 나열돼 있는 것을 보면 영혼이 탈탈 털리는 듯한 느낌을 받지 않을 수가 없습니다. 갑의 횡포를 받는 을이 되는 느낌이 들 때가 많습니다.

이 신랄한 비판이 논문에 도움이 되는 경우도 많습니다. 지적에 대한 논문 교정을 통해서 논문의 약점을 보완할 수도 있고 배우는 것도 많습니다.

하지만 최근 급격하게 발달되는 의학 때문에 평가자가 조금만 공부 안 하면 때로는 논문작성자 보다도 그 분야를 모르는 경우가 많습니다. 평가자의 답장의 수준이 논문 작성자의 수준 보다 한참 떨어지는데 게재 불가를 맞으면 작성자는 더 상처를 받습니다.

개인적으로 국내 논문에 투고한 논문에서 평가자 1은 게재, 평가자 2는 게재 불가라는 극단적인 결과가 나왔습니다. 이례적인 상황에 편집자가 제 3의 평가자에게 재검토 시켜서 결국 게재가 되었습니다. 그런데 그 논문이 그 해에 최우수 논문상을 받았던 경험도 있습니다. 이런 결과가 나오면 평가자 역시 편집자에게 평가받기 때문에 평가자도 공부를 할 필요가 있습니다. 남의 논문을 평가하는 것이 시간이 많이 걸리고 힘든 일이지만 평가자를 오래하면 그 분야의 지식도 쌓이고 좋은 논문을 보는 방법, 쓰는 방법 등에 대해서 많은 도움을 받을 수 있습니다. 무엇보다도 좋은 평가자가 좋은 논문을 만들고 이것이 과학을 발달 시킵니다.

결국 이렇게 상처 투성이로 학회지에 게재가 되면 이후 여러 사람들에게 읽혀지고 이때 독자로부터 다시 질문 받는 등의 과정을 거쳐서 논문은 투고 이후에도 가치가 지닐 지가 결정됩니다. 나오기도 어렵지만 나온 후에도 책임을 져야 하는 것이 마치 애를 세상에 내보내는 듯한 느낌이 듭니다. 물론 왕성한 연구로 많은 업적을 내는 연구자는 처음에 이 뿌듯함을 점차 잃어버리지만 그래도 그 중 몇 논문은 스스로 사랑하는 것이 있습니다. 깨물으면 유독 아픈 손가락이겠지요.

과학이나 의학 논문은 기본적으로 어렵습니다. 그래서 일반인이 직접 접하기는 어렵습니다. 대중이 흥미를 느낄 만한 논문은 전문 기자들이 풀어서 설명하고 기사를 내서 알게 되지만 그 수는 미미합니다. 만약 읽는 방법을 조금만 안다면 남이 써준 해설을 보는 것보다 논문을 직접 보는 것 보다 더 생생하고 재미있는 것이 없습니다. 지적 놀이를 할 수 있는 것이지요. 제가 이 책을 쓰게 된 동기가 이렇게 재미있는 논문을 특히 치매 분야의 논문을 담장 넘어 볼 수 있도록 작은 의자를 깔아 놓는 것이었습니다.

과학 논문은 원칙적으로 굉장히 논리적이고 딱딱하고 간결한 것이 생명입니다. 하지만 치매 분야의 논문은 실험실 세포 수준의 논문에서 "내머리가 시럽에 빠진 것 같아요"까지 기초과학에서 인문학의 영역까지 걸쳐 있기 때문에 연구 방법 자체도 매우 다양합니다. 이 논문들 안에는 사실만 있는 것이 아니라 유머도, 놀라움도, 분노도, 슬픔도, 또 때로는 야비함도 있습니다. 그런데 재미있는 것은 대부분 논문 뒤에 숨어 있어서 잘 안보입니다. 이 재미있는 치매와 연관된 논문을 비틀어 소개하는 것이 이 글을 쓰게 되고 또 마치게 된 계기입니다.

의학은 너무나 전문적인 과학적인 영역이지만 우리의 삶과 아주 밀접하게 있는 우리의 이야기 이기도 합니다. 그 이야기가 의학 논문에 스며들어가 있는 것이지요.

마침 신종코로나 바이러스가 창궐하는 바람에 치매와 관련된 논문이나 뉴스가 관심이 대중에서 조금 멀어진 상황에서 대중들이 좀 쉽게 읽을 수 있게 쓰려고 하였습니다. 결과는 반은 성공하고 반은 실패한 것 같습니다. 알고 보면 어느 무림 영화보다도 더 재미있는 논문의 세계에 자그마한 관심을 가지는 계기가 되면 좋겠다는 생각을 하며 이 걸음을 멈춥니다.

마지막으로 이 글을 쓸 수 있게 도와주셨던 어머님과 가족에게 감사드립니다. 그리고 마지막 이 책을 교정하고 있는 오늘 소천하신 막내 이모님............. 사랑합니다.

2020년 9월 코로나가 아직도 창궐하는 어느 날 진료실에서……

디멘시아북스 출간 책

치매 관련 발간 도서

* IT 치매를 만나다
* 알츠하이머
* 치매를 읽다
* 코로나 치매를 말하다
* 치매 정명

자매 출판사 브레인와이즈 출간 책

치매 관련 발간 도서

* 치매 그것이 알고싶다-치매완결판
* 우리 부모님의 이상한 행동들-치매의 이상행동증상이야기
* 엄마도 엄마가 필요하다-문학이 만난 치매이야기
* 시련재판-치매 부모님이 드시는 약 이야기

디멘시아 문학상 치매 소설 공모전 수상작

* 피안의 어머니
* 섬
* 스페이스 멍키의 똥

제1판 제1쇄 2020년 10월 05일
제2쇄 2022년 04월 10일

지은이 곽용태
펴낸이 양현덕
기획진행 조성란
디자인 황인순
내지 일러스트 곽민주
관리·마케팅 임주남
제작처 (주)대성프린팅

펴낸곳 (주)디멘시아북스
등록번호 제2020-000082호
주소 경기도 수지구 광교중앙로 294 엘리치안빌딩 305호
홈페이지 www.dementiabooks.co.kr
대표전화 031-216-8720
팩스 031-216-8721
전자우편 dementiabooks@dementiabooks.co.kr

ISBN 979-11-971679-1-1(03510)
정가 15,000원

이 도서의 국립중앙도서관 출판예정도서목록(CIP)은 서지정보유통지원시스템 홈페이지(http://seoji.nl.go.kr)와 국가자료종합목록 구축시스템(http://kolis-net.nl.go.kr)에서 이용하실 수 있습니다.
(CIP제어번호 : CIP2020040522)